仲景方歌方证速记手册

臧云彩　臧云喜 ◎ 编著

河南科学技术出版社

· 郑州 ·

图书在版编目（CIP）数据

仲景方歌方证速记手册 / 臧云彩，臧云喜编著 . —郑州：河南科学技术出版社，2022.1
ISBN 978-7-5725-0272-9

Ⅰ . ①仲… Ⅱ . ①臧… ②臧… Ⅲ . ①方歌 – 手册 Ⅳ . ① R289.4–62

中国版本图书馆 CIP 数据核字（2021）第 007934 号

出版发行：河南科学技术出版社
　　地址：郑州市郑东新区祥盛街 27 号　　邮编：450016
　　电话：（0371）65788613　65788629
　　网址：www.hnstp.cn
责任编辑：邓　为　程　凯
责任校对：刘逸群　马晓灿
封面设计：中文天地
责任印制：朱　飞
印　　刷：河南省环发印务有限公司
经　　销：全国新华书店
开　　本：850mm×1168mm　1/32　印张：11.5　字数：180 千字
版　　次：2022 年 1 月第 1 版　　2022 年 1 月第 1 次印刷
定　　价：48.00 元

如发现印、装质量问题，影响阅读，请与出版社联系并调换。

臧云彩简介

臧云彩，男，1980年4月出生，2005年毕业于河南中医学院（现已更名为河南中医药大学），现任职于河南中医药大学仲景学院，坐诊于河南中医药大学第三附属医院国医馆，每天门诊百余人次。师承国医大师张磊教授和国务院特殊津贴专家、著名中西医结合防治肿瘤专家郑玉玲教授，游学于"火神派"中医大家李可先生及多位民间名老中医。治学于中医四大经典，熟谙《周易》，能够融《易》理为"医"所用，临床擅用六病辨证（六经辨证），长于"经方"治疗肿瘤及内科杂病。

欢迎同仁关注臧云彩医生的公众号（zangyuncai999）便于相互间学术交流。

序

我的门人臧云彩，是我非常得意的一位弟子（已拜我为师），自 2003 年他读大三开始，跟随我临床学习，至今已有十余载，大学毕业即开始临证诊病，2010 年初调入河南中医药大学第三附属医院上班，至如今已是一方名医，一号难求了，实乃中医后起之秀，栋梁之材！云彩初因父亲病重久治不愈，求治无门，悲恸感伤，矢志岐黄，并于重重困苦之下发愤图强，精勤不辍，立心之苦，实乃可叹！然"天将降大任于斯人也，必先苦其心志，劳其筋骨，饿其体肤，空乏其身，行拂乱其所为，所以动心忍性，曾益其所不能。"正所谓"梅花香自苦寒来"，可知其今日之成就，皆往日苦心奋斗的结果。云彩学习刻苦，基本功深厚，结合自己的临床经验，在河南中医药大学讲授《伤寒论》《周易》等课程，深受学生欢迎，并于 2015 年 6 月正式调入河南中医药大学仲景学院工作，研究仲景之学，学术思想得到了进一步提高。今喜闻其整理完成了《仲景方歌方证速记手册》，邀我作序，遂欣然为之。这本书是学习仲景之学的工具书，方歌朗朗上口，简学易记，且方名、药、量、证齐全，记诵起来非常方便，实用性很强，定能为后学者对经方的学习开启方便之门，为仲景学术的传播做出一定贡献！

最后奉诗一首：

从来方药贵精良，登入南阳仲景堂；
臧氏深研知奥义，珍珠颗颗饱青囊。

张 磊[①]
2020年5月15日

①张磊系河南中医药大学第三附属医院主任医师，第三届国医大师。今已 92 岁高龄仍坚持门诊为病人服务。

自　序

1998 年，我正读高二，弟弟臧云喜，低我一级，读高一，父亲突然重病（中风），直接扭转了我们兄弟两个的人生轨迹。我的父亲是黄河两岸有名的说书艺人，当我得知父亲重病住院，便匆忙赶到医院，看到平时乐观开朗、能说会唱的父亲蜷卧在床上，生活不能自理，咿啊难言，一时之间，震惊、心疼、难过，各种情绪涌上心头。这件事对我的震动太大了，时至今日，虽然已经过去二十余年了，但是每当忆起当时的情景，心里仍免不了一阵悸动。父亲过了急性期之后，接下来就是漫长的求医康复之路了，当时我们家可以说是倾家荡产、砸锅卖铁地在为父亲求医治病，不管是中医还是西医，无论路途远近，只要是听说对父亲病情有帮助的治疗方法，我们都去尝试，但父亲的病情却并未好转，痛定思痛，我认为求人不如求己，所以，我决定要学医，要学中医，要让父亲好起来。有了这个念头之后，我就转变了学习方向，本来我是数理化为强项的理科生，也梦想着能进入清华、北大等高等学府，但得知父亲重病后，我就把所有的业余时间甚至部分的上课时间都用在了学习中医相关书籍上，并在学习过程中逐渐对中医产生了浓厚的兴趣。更为可喜的是，1999年3月经过近一年的学习，我给父亲开了平生第一张处方，父亲服药后肢体灵便了很多，花白的头发也变得乌黑明亮了，这更加坚定了我学习中医的信心。当时除了高中课本，床头几乎被中医书籍堆满，中医成了我全部的兴趣所在，所以高考填报志愿时，我坚定地报考了河南中医学院（现已更名为河南中医药大学），尽管当时很多人并不看好中医，甚至当地的两位中医师直接说"要么就别学医，要学也学西医，学习中医没有任何前途"，但是通过对父亲病情的观察及自己的学习经验，我坚信只有中医能治疗父亲的病，只有中医行，我要学中医！在这样的信念下，我顶着巨大的压力努力备战高考，也许是上天眷顾，我如愿地拿到了河南中医学院的入学通知书。次年，我弟臧云喜也听从我的建议，跟随我的脚步考入了河南中医学院，开启了我们兄弟俩共同的中医之路。

因为身负重任，所以我一踏进学校便如饥似渴地开始了学习，那时候，并没有什么明确的学习方向，基本上还是沿袭入学之前的学习模式，把主要精力都放在了学习方药上，摘抄各种名方、验方、偏方，那时我所有的课余时间基本上都是在图书馆、书店度过的，抄录的杂病专方医案有几十本，但是随着时间的推移，也逐渐产生了疑惑，那就是当我遇到一个病人的时候，这么多方，该用哪一个？直到我读到《名老中医之路》这本书，才豁然开朗，因为我总结出一个规律，大部分中医大家都非常推崇经典，且越早重视经典的医家成名越早，从此以后，我就把主要的精力用在了经典的学习和背诵上，从《伤寒论》到《金匮要略》，再到《内经》《周易》，一遍遍地读，直到能熟读背诵。如今每日门诊量百余人，自觉能有今日的感化和体悟，是得益于当初的苦读背诵，得益于之前的积累。

由于对中医的痴迷，对经典的热爱，对医道的执着追求，使得我现在在患者中有了很好的口碑，被广大病人肯定，得到了业界同行的认可；为了将我的学习过程及感悟传递给更多人，我在学校开设了《<伤寒杂病论>的临床应用》这门课。有许多热爱中医的同学想跟我在临床学习，面对这么多的同学，我自然是非常欣慰，也愿倾囊相授。但是，我给大家提了一个基本的要求，那就是背经典，《伤寒论》《金匮要略》这是最基本的，然后是《内经》，因为自己是过来人，更加知道背诵经典的重要性。经典传承的不仅仅是知识，更是中医人的中医思维，中医的元理论架构和研究方法，想要学好经典，背会是基本条件，经典之于临床，是康庄大道，也是捷径中的捷径！而且通过实践，也得到了证实，目前，最初跟随我学习的那几批学生，刚刚研究生毕业，甚至是没有毕业病人已经很多了，有不少病人开车来学校求诊，有的学生刚毕业两年，20多岁的年纪，每天都能看六七十个病人，其他一些毕业的学生，不管是在医院还是中医馆或是自己的诊所，都有着不错的口碑，门诊量上升都比较快，有了这些实例，也给热爱中医的学子们树立了榜样和信心。目前在我这里能将《伤寒论》《金匮要略》全部背诵下来的已有150余人，其中最快的不到30分钟能将《伤寒论》通篇背诵，还有不少学生背诵了《内经》《周易》，我相信，这些学子们以后一定能有不凡的成就。

经典是成就大医的唯一出路，只有运用中医人自己的思维指导临床，才能取得理想的疗效，才能传承好中医。今天我编写这部书的目的是帮助更多爱好中医的人能够更好更快地掌握仲景方，努力做好仲景医道的守护者和推广者。

臧云彩

2020年10月15日

臧云彩学术思想简介

  1. 阴阳为纲。 在临床诊疗中，从整体出发，通过四诊合参，先判断病人的阴阳状态，再细辨其"六病"归属，进而对六病辨证有一个系统性的把握。不拘泥于西医病名与病人的局部症状，始终把辨别病人的阴阳状态放在首位。

  2. 重视表证。 表病篇在《伤寒论》中占有较大篇幅，如太阳病篇共有上中下三篇，几乎是整部《伤寒论》的一半，仲景反复强调"先表后里"的治病原则。表证与杂病关系密切，表未解而误补，则闭门留寇，后患无穷；误攻，则引邪入里，使疾病长期不愈，变证丛生。正如仲景在《伤寒论·伤寒例》中所言"诸变不可胜数，轻则困笃，重者必死矣"。临床上很多疾病的发生、发展与外感关系密切，故在治疗各科疾病时，注重病人表证的有无，通过先表后里的原则，常能取得满意的疗效。

  3. 重视气机。 《金匮要略》有云"五脏元真通畅，人即安和"，意在表明人体气机贵在流通和畅，故而临床治病时，运用方药升降浮沉的偏性，来纠正人体气机的紊乱失调状态，以宣上可以畅下，开闭可以散结等治疗方法，使人体气机恢复本有的"升降出入"的规律，气机得畅，则诸症可愈，非仅仅是见痰治痰，见血止血。《素问·六微旨大论》中有言："出入废则神机化灭，升降息则气立孤危。故非出入，则无以生长壮老已；非升降，则无以生长化收藏。"人体局部或者整体气机的"升降出入"的"常态"平衡被打破了就是万病的根源，即《素问·六微旨大论》中所说："四者之有，而贵常守，反常则灾害至矣。"所以临床治病就是"守住"或者是"维护"人体"常态"不变，也就是疾病向愈或者健康。

4. 研读国学。《周易》素有"群经之首"之称，从2002年以来，笔者十余年如一日潜心于《易》理，并把《周易》中阴阳辨证观运用到中医学中，融《易》理为"医"所用，才能够更准确地把握古圣人的思维模式。

5. 演习医典。对于中医经典，致力于经典理论的临床化而非"以文演文"，侧重于中医经典理论的实际运用与推广，并在临床中验证了"经方"的实效性，体验了"仲景之道"的魅力，积累了丰富的临床经验。

6. 推演医道。提出"阴阳三才六病论"。经多年演习经典，汇《周易》《黄帝内经》《伤寒杂病论》的理论于一体，根据患者的禀赋强弱，总结出人体之病性无外乎寒热，即病性之阴阳，人体病性之阴阳以应自然界四季与药物四性；人体之病所在部位无外乎"表""中""里"三部，以应《周易》八经卦即三爻卦之"天人地"三才学说，又总结得出规律"表部之病通于天气"，即表病多是天时之气加于人体，或者说是人体感召天时之气所得；"中部之病通于人气"，即中部之病多因人文环境所致，多为情志所伤；或表病内陷于中，或里病外出于中所致，多伴有情志异常；"里部之病通于地气"，即里部之病多由饮食起居失常，或外邪入里所致；以应天人合一整体辨证观，从而提出"阴阳三才六病论"（已著《阴阳三才六病论》即将出版），在临床上把病人的病因、病性、病位、病势与所用药的药性和人体禀赋、天时、地宜完美合和成了一个整体。

编写说明

　　张仲景撰写的《伤寒杂病论》（宋本谓《伤寒论》和《金匮要略》）是最早将理法方药融为一体的一部临床经典巨著，被历代医家推崇为"方书之祖"，是研习中医的必读之书。该书组方基于阴阳理论，顺应辨证规律，理法兼备，其收载的方剂被誉为"经方"。方剂是临床应用的基础，掌握并熟练运用方剂于临床，是对每位中医人的基本要求。

　　古人云："千方易得，一效难求。"所有的方剂都是在天人合一的整体系统体系下经辨证论治总结而来的，反此才会导致古人所谓的"千方易得，一效难求""背方容易用方难"的现象。"用药如用兵"，特别是对经方的应用，更是失之毫厘，谬以千里。每个方子中一味药或剂量上的差异都会对临床疗效有很大的影响，如茯苓甘草汤和苓桂枣甘汤，仅是生姜大枣的区别；如四逆汤与白通汤仅是甘草和葱白的区别；桂枝汤与桂枝加芍药汤仅是芍药剂量的不同，临床的应用就有很大的差异，所以临床用方是需要辨证施治的。只有娴熟地掌握方药特点辨证施用，才能更好地作用于临床，才能做一个合格的中医人，只有悟得仲景医道，娴熟掌握仲景方药，才能称得上是仲景传人。为此，笔者参考现行中医高校通行的宋本《伤寒论》《金匮要略》和社会上能够搜到的其他版本，如桂林古本（本书中均简称为桂本）《伤寒杂病论》、白云阁本《伤寒杂病论》等诸多版本共集成370首方剂，和每一个方剂所涉及的所有条文，其中包括杂疗方中"还魂汤"和"三物备急丸"，经我多年研读及临床验证，这些方子疗效确切，这些条文所描述的症状表达准确，在临床上有很大的指导意义。为了便于传承仲景之学，特把这370首方子编写成歌诀，便于传诵记忆，把每个方子所涉及的所有条文列于方药之下，便于对比研究"仲景学术"和"方证学说"及方证临床运用，特别对"方证学说"有很大的指导意义，也可以作为一部工具书，便于中医临床医师、中医学生及中医爱好者更好地演习"经方"，熟谙"方证"，更快地全面掌握仲景学术，更好地服务社会。

现对方歌及条文问题说明如下：

1. 该部书收录了现通行的宋本（即《伤寒论》和《金匮要略》）和桂本《伤寒杂病论》的所有方剂共计370首，其中人参汤的方歌同理中汤，三物小白散、桔梗白散方歌同白散方，八味肾气丸、崔氏八味丸方歌同肾气丸，因其剂量均相同，故不再重复整理，即有365方。每个方子附有自编方歌，囊括了每个方子的方名、药物组成、药物用量、煎煮方法、服用方法，以及每个方子所涉及的所有条文。

2. 编写顺序：按照笔画从小到大的顺序整理，以方统症，其中从第327条到第365条皆为宋本独有。

3. 每首方剂下列出方歌、方名、药物组成和剂量、煎服方法、所见条文，其中桂本《伤寒杂病论》独有方药、条文下面加下划线，并且标明出自桂本《伤寒杂病论》哪一篇，其中鼻塞方、胶姜汤、黄连粉、禹余粮丸，宋本有方名无药物剂量，也加下划线以作区别。桂本比宋本共多出92个方子。

4. 个别方剂，宋本和桂本药物和剂量差别大的，分别编有方歌，或者在方歌下面标明小注。同一方剂桂本和宋本方名不一样的，也均有小注标明。

5. 条文通篇以桂本《伤寒杂病论》为轴线，桂本《伤寒杂病论》独有的条文标示下划线和条文出处，出处不标下划线；宋本独有的条文在条文前面标出【宋】，不用下划线；宋本和桂本雷同但内容差别较大的条文，宋本放在桂本后面列出来，前面标【宋】。宋本与桂本共同条文不做特殊说明。

6. 本书是本着传承和贴近临床实践的宗旨，因书的版本较多，故桂本和宋本之间"之""乎""者""也"之类的用词区别，及条文标点符号不做深究，以不影响阅读文意为前提。

7. 条文中古本和宋本明显不同的内容，则做小注标明如①②③……在后附有解释说明。

8. 本书提及的"宋本"即现通行的宋本（即《伤寒论》和《金匮要略》），"桂本"即桂本《伤寒杂病论》。

9. 个别方歌是按药物顺序排列药物用量。如"大黄香蒲汤"中"大黄香蒲连地丹，四一连三八六验"，就是大黄四两　香蒲一两　黄连三两　地黄半斤　牡丹皮六两；如"大黄厚朴甘草汤"中"大黄朴草四六三"，就是大黄四两　厚朴六两　甘草三两。

"只有熟读经典，才能做好临床"，是历代中医人总结出的宝贵经验，特整理本书，为研究仲景学术的朋友们提供一部工具书，供中医同道们演习，为临床奠定坚实的基础。因水平有限，疏漏难免，恳请读者提出宝贵意见，便于我们今后进一步修正和完善。

编者

2021 年 7 月

目 录
Contents

四画

七画

八画

九画

十画

十一画

十三画

目录

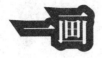

1. 一物瓜蒂汤

一物瓜蒂病暑因，二十瓜蒂锉认真，
太阳中暍身热重，夏月冷水邪气侵。

瓜蒂二十[①]个
上锉，以水一升，煮取五合，去滓，顿服。

太阳中暍，身热，疼重，而脉微弱者，以夏月伤冷水，水行皮中所致也，<u>猪苓加人参汤主之</u>，一物瓜蒂汤亦主之。

【宋】瓜蒂汤 治诸黄。

---

①二十：宋本作"二七"。

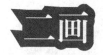

2. 十枣汤

> **十枣汤中遂戟花，悬饮伏痰效堪夸，**
> **中风表证全除尽，里气未和宜此法，**
> **等分各捣合为散，枣汤调服钱匙下。**

芫花（熬）　甘遂　大戟

上三味，各等分，别捣为散，以水一升半，先煮大枣肥者十枚，取八合，去滓，纳药末，强人服一钱匙，羸人服半钱，温服之，平旦服。若下少，病不除者，明日更服，加半钱。得快下利后，糜粥自养。

太阳中风，下利，呕逆，表解者，乃可攻之。若其人漐漐汗出，发作有时，头痛，心下痞满①，引胁下痛，干呕，短气，汗出不恶寒者，此表解里未和也，十枣汤主之。

咳家，其脉弦者，此为有水，十枣汤主之。

悬饮内痛，脉沉而弦者，十枣汤主之。②

【宋】病悬饮者，十枣汤主之。

【宋】夫有支饮家，咳烦，胸中痛者，不卒死，至一百日或一岁，宜十枣汤。

---

①痞满：宋本作"痞鞕满"。

②本条，宋本分作两条。一条作"脉沉而弦者，悬饮内痛"，另一条作"病悬饮者，十枣汤主之"。

3. 人参干姜汤

人参干姜二三配，桂草二两附一枚，
咽喉不利唾脓血，泄利不止此方随。

人参二两　附子一枚　干姜三两　桂枝二两（去皮）　甘草二两（炙）

上五味，以水二升，煮取一升，去滓，温顿服之。

伤寒六七日，大下后，寸脉沉而迟，手足厥逆，下部脉不至，咽喉不利，唾脓血，泄利不止者，为难治，人参附子汤①主之。不差，复与人参干姜汤与之。（桂本《伤寒杂病论卷第十一·辨厥阴病脉证并治》）

①人参附子汤：宋本作"麻黄升麻汤"。

4. 人参石膏汤

人参石膏伤暑下，参三膏斤竹一把，
连一夏半汗大出，伤暑脉弱晕渴罢。

人参三两　石膏一斤（碎，棉裹）　竹叶一
把　黄连一两　半夏半升（洗）

上五味，以水六升，煮取三升，去滓，温服一
升，日三服。

伤暑，脉弱，口渴，大汗出，头晕者，人参石
膏汤主之。（桂本《伤寒杂病论卷第五·伤暑病脉证
并治第七》）

5. 人参白术芍药甘草汤

人参白术芍甘汤，参术芍三甘二两，
太阴下利口渴病，脉虚微数津液伤。

人参三两　白术三两　芍药三两　甘草二两（炙）

上四味，以水五升，煮取三升，去滓，温服一升，日三服。

太阴病，下利，口渴，脉虚而微数者，此津液伤也，宜人参白术芍药甘草汤。（桂本《伤寒杂病论卷第十·辨太阴病脉证并治》）

6. 人参地黄龙骨牡蛎茯苓汤

参地龙牡茯苓汤，参龙三两地八详，
牡蛎茯苓共为四，谵语躁扰阴阳伤。

人参三两　地黄半斤　龙骨三两　牡蛎四两　茯苓四两

上五味，以水一斗，煮取三升，分温三服。

太阳病中风，以火劫发汗，邪风被火热，血气流溢，失其常度，两阳相熏灼，其身发黄。阳盛则欲衄，阴虚小便难，阴阳俱虚竭，身体则枯燥，但头汗出，剂颈而还，腹满微喘，口干咽烂，或不大便，久则谵语，甚者至哕，手足躁扰，捻衣摸床，

二画

小便利者，其人可治，<u>宜人参地黄龙骨牡蛎茯苓汤主之。</u>（桂本《伤寒杂病论卷第七·辨太阳病脉证并治中》）

7. 人参附子汤

人参附子手足寒，柏叶胶姜半夏掺，
半夏半升附一枚，参姜胶二柏叶三，
咽喉不利唾脓血，泄利不止治为难。

人参二两　附子一枚　干姜二两（炮）　半夏半升　阿胶二两　柏叶三两

上六味，以水六升，煮取二升，去滓，纳胶烊消，温服一升，日再服。

伤寒六七日，大下后，寸脉沉而迟，手足厥逆，下部脉不至，咽喉不利，唾脓血，泄利不止者，为难治，人参附子汤①主之。<u>不差，复与人参干姜汤与之。</u>（桂本《伤寒杂病论卷第十一·辨厥阴病脉证并治》）

---

①人参附子汤：宋本作"麻黄升麻汤"。

8. 九痛丸

九痛丸治诸般痛，参姜吴一狼四用，
巴豆一两熬研脂，附子三两阴邪惩，
蜜丸如桐酒来下，强人三丸日三踵。

附子三两① 狼毒四两② 巴豆一两（去皮心，熬，研作脂） 人参一两 干姜一两 吴茱萸一两

上六味，末之，蜜丸如梧桐子大，酒下，强人初服三丸，日三服，弱者二丸。

兼治卒中恶，腹胀痛，口不能言，又治连年积冷、流注、心胸痛，冷气上冲③、落马、坠车、血疾等，皆主之。忌口如常法。

胸痹，心下痛，或有恶血积冷者，九痛丸主之。（桂本《伤寒杂病论卷第十五·辨胸痹病脉证并治》）

【宋】九痛丸 治九种心痛。

---

①附子三两：宋本作"附子三两，炮"。
②狼毒四两：宋本作"生狼牙一两，炙香"。
③冷气上冲：宋本作"并冷肿上气"。

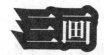

9. 干姜人参半夏丸

干姜人参半夏丸，参姜一两夏二全，
姜汁为丸桐子大，妊娠恶阻寒饮安。

干姜一两　　人参一两　　半夏二两

上三味，末之，以生姜汁糊为丸，如梧桐子大，
每服五丸[1]，日三服，饮下。

妊娠，呕吐不止，干姜人参半夏丸主之。

──────────

[1]每服五丸：宋本作"饮服十丸"。

10. 干姜附子汤

干姜附子救残阳，一枚附子一两姜，
昼日烦躁不得眠，夜而安静是反常，

身无大热脉沉弱，下后复汗元气伤。

干姜一两（炮）　附子一枚（破八片，炮）^①
上二味，以水三升，煮取一升，去滓，顿服。

下之后，复发汗，昼日烦躁不得眠，夜而安静，不呕，不渴，无表证，脉沉而微，身无大热者，干姜附子汤主之。

———————

①附子一枚（破八片，炮）：宋本作"附子一枚（生用，去皮，切八片）"。

11. 干姜黄芩黄连人参汤

干姜芩连人参汤，本自寒下伤寒酿，
医复吐下是误治，食入即吐用此方，
药用等份各三两，诸凡格拒此方当。

干姜三两　黄芩三两　黄连三两　人参三两
上四味，以水六升，煮取二升，去滓，分温再服。

伤寒，本自寒下，医复吐、下之，寒格更逆吐、下，<u>麻黄升麻汤主之</u>；若食入口即吐，干姜黄芩黄连人参汤主之。

12. 下瘀血汤

下瘀血汤瘀血推，桃仁蟅虫二十枚，
三两大黄和炼蜜，酒水各半煮丸美。

大黄三两[①]　桃仁二十枚　蟅虫二十枚（去足[②]）
上三味，末之，炼蜜和丸[③]，以酒一升，水一升[④]，煮取八合，顿服之，血下如豚肝愈[⑤]。

病人如有热伏，烦满，口干燥而渴，其脉反无热，此为阴伏，是瘀血也，当下之，<u>宜下瘀血汤</u>。
师曰：产后腹痛，法当以枳实芍药散，假令不愈，必腹中有瘀血著脐下也，下瘀血汤主之。
【宋】师曰：产妇腹痛，法当以枳实芍药散。假令不愈者，此为腹中有干血着脐下，宜下瘀血汤主之。亦主经水不利。

---

①三两：宋本作"二两"。

②去足：宋本作"熬，去足"。
③和丸：宋本作"和为四丸"。
④水一升：宋本作"煎一丸"。
⑤血下如豚肝愈：宋本作"新血下如豚肝"。

13. 大乌头煎

大乌头煎寒疝证，手足厥冷绕脐痛，
乌头大者用五枚，水蜜共煎先后呈，
以水三升煮取一，去滓纳蜜二升平，
煎令水气都消尽，仅留二升用细听，
强人七合弱五合，不瘥明日更服用。

乌头大者五枚（熬，去皮）

上一味，以水三升，煮取一升，去滓，纳蜜二
升，煎令水气尽，取二升，强人服七合，弱人服五
合。不差，明日更服①。

厥阴病，脉弦而紧，弦则卫气不行，紧则不欲
食，邪正相搏，即为寒疝，绕脐而痛，手足厥冷，
是其候也。脉沉紧者，大乌头煎主之。

【宋】腹痛，脉弦而紧，弦则卫气不行，即恶
寒，紧则不欲食，邪正相搏，即为寒疝。绕脐痛，

三画

若发则白汗出，手足厥冷，其脉沉弦者，大乌头煎主之。

---

①明日更服：宋本于此后有"不可一日再服"六字。

14. 大青龙汤

大青龙汤是妙方，二两桂甘三两姜，
枣枚十二杏四十，膏如鸡子六麻黄。

麻黄六两（去节）　桂枝二两（去皮）　甘草二两（炙）　杏仁四十枚（去皮尖）　生姜三两（切）　大枣十二枚①（劈）　石膏如鸡子黄大（碎）

上七味，以水九升，先煮麻黄，减二升，去上沫，纳诸药，煮取三升，去滓，温服一升，取微似汗。汗多者，温粉粉之。一服汗出，停后服。若复服，汗多亡阳遂虚，恶风，烦躁，不得眠也。

太阳伤寒②，脉浮紧，发热，恶寒，身疼痛，不汗出而烦躁者，大青龙汤主之。若脉微弱，汗出恶风者，不可服之。服之则厥逆，筋惕肉瞤，此为逆也。

太阳中风③，脉浮缓，身不疼，但重，乍有轻时，无少阴证者，大青龙汤发之。

病溢饮者，当发其汗，大青龙汤主之，小青龙汤亦主之。

---

①十二枚：宋本《伤寒论》作"十枚"，宋本《金匮要略》作"十二枚"。

②伤寒：宋本作"中风"。

③太阳中风：宋本作"伤寒"。

15. 大青龙加附子汤

大青龙加附子汤，两感于寒太少伤，
头痛口干烦满渴，浮沉数细更替上。

麻黄六两（去节） 桂枝二两（去皮） 甘草二两（炙） 杏仁四十枚（去皮尖） 生姜三两（切） 大枣十枚（劈） 石膏如鸡子大 附子一枚（炮，去皮，破八片）

上八味，以水九升，先煮麻黄，减二升，去上沫，纳诸药，煮取三升，去滓，温服一升，取微似汗。汗出多者，温粉粉之。一服汗者，停后服。若复服，汗多亡阳，遂虚，恶风、烦躁、不得眠也。

若两感于寒者，一日太阳受之，即与少阴俱病，则头痛，口干，烦满而渴，脉时浮时沉、时数时细，大青龙加附子汤主之。（桂本《伤寒杂病论卷第三·伤寒例第四》）

16. 大建中汤

大建中治腹痛寒，呕不能食冲触难，
参一姜四椒二合，一升胶饴佐粥餐。

蜀椒二合（去目汗）　干姜四两　人参一两[①]　胶饴一升

上四味，以水四升，先煮三味，取二升，去滓，纳胶饴，微火煮取一升半，分温再服，如一炊顷，可饮粥二升，后更服，当一日食糜粥，温覆之。

阳明病，腹中寒痛，呕不能食，有物突起，如见头足，痛不可近者，大建中汤主之。

【宋】心胸中大寒痛，呕不能饮食，腹中寒，上冲皮起，出见有头足，上下痛而不可触近，大建中汤主之。

17. 大承气汤

大承气汤三合硝，五枚枳实把水熬，
厚朴半斤大黄四，阳明热结用之好，
枳朴先煎黄后下，去滓之后再入硝。

大黄四两（酒洗） 厚朴半斤（炙，去皮） 枳实五枚（炙） 芒硝三合

上四味，以水一斗，先煮二物，取五升，去滓，纳大黄，更煮取二升，去滓，纳芒硝，更上微火一两沸，分温再服。得下，余勿服。

传阳明，脉大而数，发热，汗出，口渴，舌燥，宜白虎汤。不差，与承气汤。（桂本《伤寒杂病论卷第三·伤寒例第四》）

风温者，因其人素有热，更伤于风，而为病也，脉浮弦而数，若头不痛者，桂枝去桂加黄芩牡丹汤主之。若伏气病温，误发其汗，则大热烦冤，唇焦，目赤，或衄，或吐，耳聋，脉大而数者，宜白虎汤；大实者，宜承气辈；若至十余日则入于里，宜黄连

阿胶汤。何以知其入里？以脉沉而数，心烦不卧，故知之也。（桂本《伤寒杂病论卷第四·温病脉证并治第六》）

痉病，本属太阳，若发热，汗出，脉弦而实者，转属阳明也，宜承气辈与之。（桂本《伤寒杂病论卷第十二·辨痉阴阳易差后病脉证并治》）

阳明病，脉实①，虽汗出，而不恶热②者，其身必重，短气，腹满而喘，有潮热者，此外欲解，可攻里也，手足濈然汗出者，此大便已鞕也，大承气汤主之；若汗多，微发热恶寒者，外未解也，其热不潮者，未可与承气汤。若腹大满不通者，可与小承气汤，微和胃气，勿令大泄下。

伤寒，若吐，若下后，不解，不大便五六日，上至十余日，日晡所发潮热，不恶寒，独语如见鬼状；若剧者，发则不识人，循衣摸床，惕而不安，微喘，直视，脉弦者生，涩者死；微者，但发热、谵语者，大承气汤主之③。

阳明病，谵语，有潮热，反不能食者，胃中必有燥屎五六枚也，若能食者，但鞕耳，宜大承气汤下之。

阳明病，汗出谵语者，以有燥屎在胃中，此为实④也，须过经乃可下也。下之若早，语言必乱，以表虚里实故也，下之宜⑤大承气汤。

得病二三日，脉弱，无太阳柴胡证，烦躁，心下鞭，至四五日，虽能食，以小承气汤少少与，微和之，令小安，至六日，与小承气汤一升。若不大便六七日，小便少者，虽不大便⑥，但初头鞭，后必溏，未定成鞭，攻之必溏，须小便利，屎定鞭，乃可攻之，宜大承气汤。

伤寒六七日，目中不了了，睛不和，无表里证，大便难，身微热者，此为实也，急下之，宜大承气汤。

阳明病，发热汗多者，急下之，宜大承气汤。

发汗不解，腹满痛者，急下之，宜大承气汤。

腹满不减，减不足言，当下之，宜大承气汤。

阳明少阳合病，必下利，其脉不负者，为顺也；负者，失也，互相克责⑦，名为负也。脉滑而数者，有宿食也，当下之，宜大承气汤⑧。

问曰：阳明⑨宿食，何以别之？师曰：寸口脉浮而大，按之反涩，尺中亦微而涩，故知其有宿食也，大承气汤主之。

少阴病，得之二三日，口燥咽干者，急下之，宜大承气汤。

痉病，胸满，口噤，卧不著席，脚挛急，必齘齿，宜大承气汤。

郁冒病解，能食，七八日更发热者，此为胃实，大承气汤主之。

产后七八日，无太阳证，少腹坚痛，此恶露不尽也；若不大便，烦躁，发热，脉微实者，宜和之；若日晡所烦躁，食则谵语，至夜即愈者，大承气汤主之⑩。

阳明病，潮热，大便微鞕者，可与大承气汤，不鞕者，不可与之。若不大便六七日，恐有燥屎，欲知之法，少与小承气汤，汤入腹中，转矢气者，此有燥屎也，乃可攻之；若不转矢气者，此但初头鞕，后必溏，不可攻之，攻之必胀满不能食也。欲饮水者，与水则哕。其后发热者，必大便复鞕而少也，以小承气汤和之。不转矢气者，慎不可攻也。

二阳并病，太阳证罢，但发潮热，手足漐漐汗出，大便难而谵语者，下之则愈，宜大承气汤。

阳明病，下之，心中懊憹而烦，胃中有燥屎者，可攻。腹微满，大便初鞕后溏者⑪，不可攻之。若有燥屎者，宜大承气汤。

病人烦热，汗出则解，又如疟状，日晡所发热者，属阳明也。脉实者，宜下之；脉浮大⑫者，宜发汗。下之与大承气汤，发汗宜桂枝汤。

大下后，六七日不大便，烦不解，腹满痛者，此有燥屎也。所以然者，本有宿食故也，宜大承气汤。

病人小便不利，大便乍难乍易，时有微热，喘息⑬不能卧者，有燥屎也，宜大承气汤。

少阴病，自利清水，色纯青，心下必痛，口干燥者，可下之，宜大承气汤。

少阴病，六七日，腹胀不大便者，急下之，宜大承气汤。

【宋】下利不饮食者，有宿食也，当下之，宜大承气汤。

【宋】下利，三部脉皆平，按之心下坚者，急下之，宜大承气汤。

【宋】下利，脉迟而滑者，实也。利未欲止，急下之，宜大承气汤。

【宋】下利已差，至其年月日时复发者，以病不尽故也，当下之，宜大承气汤。

【宋】下利，脉反滑者，当有所去，下乃愈，宜大承气汤。

【宋】病腹中满痛者，此为实也，当下之，宜大承气、大柴胡汤。

【宋】脉双弦而迟者，必心下鞕；脉大而紧者，阳中有阴也，可下之，宜大承气汤。

---

①脉实：宋本作"脉迟"。

②热：宋本作"寒"。

③之：宋本于此后有"若一服利，则止后服"。

④实：宋本作"风"。

⑤下之宜：宋本作"下之愈，宜"。

⑥大便：宋本作"受食"。

⑦克责：宋本作"克贼"。

⑧脉滑而数者……宜大承气汤：宋本《金匮要略》作："脉滑而数者，实也，此有宿食，下之愈，宜大承气汤。"

⑨阳明：宋本作"人病有"。

⑩脉微实者……大承气汤主之：宋本作"切脉微实，再倍发热，日晡时烦躁者，不食，食则谵语，至夜即愈，宜大承气汤主之。热在里，结在膀胱也"。

⑪大便初鞭后溏者：宋本作"初头鞭，后必溏"。

⑫大：宋本作"虚"。

⑬喘息：宋本作"喘冒"。

18. 大柴胡汤

大柴胡汤二大黄，柴胡半斤姜五两，
枳实四枚夏半升，芩芍三两急煎尝，
枣枚十二可保胃，少阳实证是此方。

柴胡半斤　黄芩三两　芍药三两　半夏半升（洗）　生姜五两（切）　枳实四枚（炙）　大枣十二枚（劈）　大黄二两

上八味，以水一斗二升，煮取六升，去滓，再煎，温服一升，日三服。

传少阳，脉弦而急，口苦，咽干，头晕，目眩，往来寒热，热多寒少，宜小柴胡汤。不差，与大柴

胡汤。(桂本《伤寒杂病论卷第三·伤寒例第四》)

太阳病，过经十余日，反二三下之，后四五日，柴胡证仍在者，先与小柴胡。呕不止，心下急，郁郁微烦者，为未解也，与大柴胡汤，下之则愈。

伤寒十余日，热结在里，复往来寒热者，与大柴胡汤；但结胸无大热者，此为水结在胸胁也，但头微汗出者，大陷胸汤主之。

伤寒发热，汗出不解，心下①痞鞕，呕吐而不②利者，大柴胡汤主之。

诸黄，腹痛而呕者，宜大柴胡汤。

【宋】伤寒后脉沉，沉者，内实也，下之解，宜大柴胡汤。

【宋】按之心下满痛者，此为实也，当下之，宜大柴胡汤。

【宋】病腹中满痛者，此为实也，当下之，宜大承气、大柴胡汤。

【宋】腹满不减，减不足言，当下之，宜大柴胡、大承气汤。

【宋】伤寒六七日，目中不了了，睛不和，无表里证，大便难，身微热者，此为实也，急下之，宜大承气、大柴胡汤。

【宋】病人无表里证，发热七八日，虽脉浮数者，可下之，宜大柴胡汤。

【宋】得病六七日，脉迟浮弱，恶风寒，手足温。医二三下之，不能食，而胁下满痛，面目及身黄，颈项强，小便难者，与柴胡汤，后必下重。本渴饮水而呕者，柴胡汤不中与也，食谷者哕。

【宋】阳明病，发热，汗多者，急下之，宜大柴胡汤。

【宋】少阴病，下利清水，色纯青，心下必痛，口干燥者，可下之，宜大柴胡、大承气汤。

【宋】太阳病未解，脉阴阳俱停，必先振慄汗出而解。但阴脉微者，下之而解，宜大柴胡汤。

【宋】汗出谵语者，以有燥屎在胃中，此为风也。须下者，过经乃可下之。下之若早，语言必乱，以表虚里实故也。下之愈，宜大柴胡、大承气汤。

【宋】病人烦热，汗出则解，又如疟状，日晡所发热者，属阳明也。脉实者，可下之，宜大柴胡、大承气汤。

------

①下：宋本作"中"。
②不：宋本作"下"。

19. 大陷胸汤

大陷胸汤治结胸，六两大黄硝一升，

一钱甘遂研末服，结胸热实诸证平。

大黄六两[1]　芒硝一升　甘遂一钱匙

上三味，以水六升，先煮大黄，取二升，去滓，纳芒硝，煮二沸，纳甘遂末，温服一升。得快利，止后服。

太阳病，脉浮而动数，浮则为风，数则为热，动则为痛[2]，头痛发热，微盗汗出，而反恶寒者，表未解也。医反下之，动数变迟，膈内拒痛，胃中空虚，客气动膈，短气，躁烦，心中懊憹，阳气内陷，心下因鞕，则为结胸，大陷胸汤主之。若不结胸，但头汗出，余处无汗，剂颈而还，小便不利，身必发黄，五苓散主之。

伤寒六七日，结胸热实，脉沉紧而实[3]，心下痛，按之石鞕者，大陷胸汤主之。

伤寒十余日，热结在里，复往来寒热者，与大柴胡汤；但结胸无大热者，此为水结在胸胁也，但头微汗出者，大陷胸汤主之。

太阳病，重发汗，而复下之，不大便五六日，舌上燥而渴，日晡所小有潮热，从心下至少腹鞕满而痛不可近者，大陷胸汤主之。

伤寒五六日，呕而发热者，柴胡汤证具，而以他药下之，柴胡证仍在者，复与柴胡汤。此虽已下之，不为逆，必蒸蒸而振，却发热汗出而解。若心下满而鞕痛者，此为结胸也，大陷胸汤主之；但满而不痛者，此为痞，柴胡不中与之，宜半夏泻心汤。

———————

①六两：宋本作"六两去皮"。

②动则为痛：宋本此后有"数则为虚"。

③紧而实：宋本作"而紧"。

20. 大陷胸丸

大陷胸丸用芒硝，大黄葶苈杏仁捣，
半斤等份合为散，取如弹丸一枚挑，
别捣甘遂方寸匙，白蜜二合同水熬，
病如柔痉头项强，痰实结胸服之消。

大黄半斤　葶苈子半斤①（熬）　芒硝半斤②　杏仁半斤③（去皮尖，熬）

上四味，捣筛二味，纳杏仁、芒硝，合研如脂，和散，取如弹丸一枚，别捣甘遂末一方寸匙，白蜜二合，水二升，煮取一升，去滓，温顿服之，一宿乃下，如不下，更服，取下为度，禁忌如药法。

结胸病，头项强，如柔痉状者，下之则和，宜大陷胸丸。

【宋】病发于阳，而反下之，热入因作结胸；病发于阴，而反下之，因作痞也。所以成结胸者，以下之太早故也。结胸者，项亦强，如柔痉状，下之则和，宜大陷胸丸。

———————

①、②、③半斤：宋本中葶苈子、芒硝、杏仁均为半升。

21. 大黄甘遂阿胶汤①

大黄甘遂阿胶汤，遂胶二两四大黄，
水血俱结在血室，少腹硬满如敦状。

大黄四两　甘遂二两　阿胶二两
上三味，以水三升，煮二味，取一升，去滓，纳胶烊消，温顿服之。②

妇人少腹满如敦状，小便微难而不渴，或经后、产后者③，此为水与血俱结在血室也，大黄甘遂阿胶汤主之。

①大黄甘遂阿胶汤：宋本作"大黄甘遂汤"。

②宋本煎服法作："上三味，以水三升，煮取一升，顿服之，其血当下。"

③或经后、产后者：宋本作"生后者"。

22. 大黄石膏茯苓白术枳实甘草汤

黄石苓术枳草汤，阳明太阴感寒伤，
苓枳草三术黄四，膏斤谵语保安康，
腹满身热不欲食，高卑强弱细思量。

大黄四两　石膏一斤　茯苓三两　白术四两　枳实三两　甘草三两（炙）

上六味，以水八升，煮取五升，温分三服。

二日阳明受之，即与太阴俱病，则腹满，身热、不欲食、谵语，脉时高时卑、时强时弱，宜大黄石膏茯苓白术枳实甘草汤。（桂本《伤寒杂病论卷第三·伤寒例第四》）

23. 大黄牡丹汤

大黄牡丹治肠痈，少腹肿痞脓未成，
黄四丹一硝三合，桃枚五十瓜半升。

大黄四两　牡丹一两　桃仁五十个　冬瓜子①半
升　芒硝三合

上五味，以水六升，煮取一升，去滓②，顿服之，
有脓者当下脓，无脓者当下血。

少腹肿痞③，按之即痛如淋，小便自调，时时
发热，自汗出，复恶寒，此为肠外有痈也；其脉沉④
紧者，脓未成也，下之⑤当有血；脉洪数者，脓已成
也，可下之⑥，大黄牡丹汤主之。

---

①冬瓜子：宋本作"瓜子"。
②去滓：宋本此后有"内芒硝，再煎沸"六字。
③少腹肿痞：宋本作"肠痈者，少腹肿痞"。
④沉：宋本作"迟"。
⑤下之：宋本作"可下之"。
⑥可下之：宋本作"不可下也"。

24. 大黄附子细辛汤①

大黄附子细辛汤，黄附各三辛二两，
胁下偏痛脉弦紧，温下寒实代表方。

大黄三两　附子三两②　细辛二两

上三味，以水五升，煮取二升，去滓，分温三服③，一服后，如人行四五里，再进一服。

阳明病，腹满，胁下偏痛，发微热，其脉弦紧者，当以温药下之，宜大黄附子细辛汤。

【宋】胁下偏痛，发热，其脉紧弦，此寒也，宜温药下之，宜大黄附子汤。

————————

①大黄附子细辛汤：宋本作"大黄附子汤"。
②三两：宋本作"三枚，炮"。
③分温三服：宋本此后有"若强人煮二升半，分温三服"。

25. 大黄厚朴枳实半夏甘草汤

大黄厚朴枳夏甘，腹中胀痛不得按，
大黄枳朴三两用，半夏一升甘一担，

初溏后硬转矢气，脾结为实此方痊。

大黄三两　厚朴三两　枳实三两　半夏一
升　甘草一两（炙）

上五味，以水六升，煮取三升，去滓，温服一
升，日三服。

脾脏结，腹中满痛，按之如覆杯，甚则腹大而
坚，脉沉而紧，白术枳实桃仁干姜汤主之；若腹中
胀痛，不可按，大便初溏后鞭，转矢气者，此为实，
大黄厚朴枳实半夏甘草汤主之。（桂本《伤寒杂病论
卷第八·辨太阳病脉证并治下》）

26. 大黄厚朴甘草汤

大黄朴草四六三，热病腹痛不可按，
不能俯仰脉数大，热邪乘脾大便难。

大黄四两　厚朴六两　甘草三两

上三味，以水五升，煮取二升，服一升。得大
便利，勿再服。

热病，腹中痛不可按，体重不能俯仰，大便难，脉数而大，此热邪乘脾也，大黄厚朴甘草汤主之。（桂本《伤寒杂病论卷第五·热病脉证并治第八》）

27. 大黄香蒲汤

大黄香蒲连地丹，四一连三八六验，
脉急大数病大温，面色青赤乍时变，
唇焦谵语人不省，发热齿枯头晕眩。

大黄四两　香蒲一两　黄连三两　地黄半斤　牡丹皮六两

上五味，以水一斗，煮取六升，去滓，温服二升，日三服。

病大温，发热，头晕，目眩，齿枯，唇焦，谵语，不省人事，面色乍青乍赤，脉急大而数者，大黄香蒲汤主之；若喉闭难下咽者，针少商令出血；若脉乍疏乍数，目内陷者，死。（桂本《伤寒杂病论卷第四·温病脉证并治第六》）

28. 大黄黄连黄芩泻心汤[1]

大黄连芩泻心汤，黄二连芩各一两，
心下虚痞无表证，沸汤渍药取汁尝。

大黄二两　黄连一两　黄芩一两

上三味，以麻沸汤二升，渍之须臾，绞去滓，分温再服。

心下痞，按之濡，其脉关上浮大者，大黄黄连黄芩泻心汤主之。

伤寒，大下后，复发汗，心下痞，恶寒者，表未解也，不可攻痞，当先解表，后攻其痞[2]，解表宜桂枝汤，攻痞宜大黄黄连黄芩泻心汤。

---

①大黄黄连黄芩泻心汤：宋本作"大黄黄连泻心汤"。
②后攻其痞：宋本作"表解乃可攻痞"。

29. 大黄黄芩地黄牡丹汤

大黄黄芩地丹汤，大黄地黄均四两，

芩丹三两病冬温，腹痛便秘脉实强。

大黄四两　黄芩三两　地黄四两　牡丹皮三两

上四味，以水一斗二升，煮取二升，去滓，分温二服。大便利，止后服。

病冬温，其气在下，发热，腹痛引少腹，夜半咽中干痛，脉沉实，时而大数，石膏黄连黄芩甘草汤主之；不大便六、七日者，大黄黄芩地黄牡丹汤主之。（桂本《伤寒杂病论卷第四·温病脉证并治第六》）

30. 大黄硝石汤

大黄硝石疗黄疸，表和里实汗腹满，
大黄硝柏四两用，栀枚十五湿热铲。

大黄四两　黄柏四两　芒硝①四两　栀子十五枚

上四味，以水六升，先煮三味，取二升，去滓，纳硝，更煮取一升，顿服。

黄疸，腹满，小便不利而赤，自汗出，此为表和里实，当下之，宜大黄硝石汤。

31. 大黄䗪虫丸

> 大黄䗪虫五劳治，缓中补虚是大旨，
> 水蛭百枚䗪半升，桃杏蛴螬一升止，
> 一两干漆十地黄，更用大黄十两使，
> 三甘四芍二黄芩，内有干血大可恃，
> 炼蜜为丸小豆大，酒饮五丸日三吃。

大黄十两①　黄芩二两　甘草三两　桃仁一升
杏仁一升　芍药四两　地黄十两　干漆一两　虻虫
一升　水蛭百枚　蛴螬一升　䗪虫半升

上十二味，末之，炼蜜和丸，如小豆大，酒饮
服五丸，日三服。

五劳虚极，羸瘦，腹满，不能饮食，食伤、忧
伤、饮伤、房室伤、饥伤、劳伤、经络荣卫气伤，
内有干血，肌肤甲错，两目黯黑，缓中补虚，大黄
䗪虫丸主之。

①十两：宋本作"十分，蒸"。

32. 小半夏加茯苓汤

小半夏加茯苓汤，一升半夏八两姜，
四两茯苓合为用，膈间水气眩悸康。

半夏一升　生姜半斤　茯苓四两①
上三味，以水七升，煮取二升②，<u>去滓</u>，分温再
服。

膈间有水气，呕、吐、眩、悸者，小半夏加茯
苓汤主之。
【宋】卒呕吐，心下痞，膈间有水，眩悸者，小
半夏加茯苓汤主之。
【宋】先渴后呕，为水停心下，此属饮家，小半
夏茯苓汤主之。

①四两：宋本作"三两"。
②二升：宋本作"一升五合"。

33. 小半夏汤

小半夏汤八两姜，一升半夏组成方，
诸风呕吐痰饮病，眩悸痞满喘亦匡。

半夏一升　生姜半斤

上二味，以水七升，煮取一升半，去滓，分温再服。

支饮，口不渴，作呕者，或吐水者，小半夏汤主之。（桂本《伤寒杂病论卷第十四·辨咳嗽水饮黄汗历节病脉证并治》）

食谷欲呕者，属阳明也，吴茱萸汤主之。得汤反剧者，属上焦也，小半夏汤主之。

黄病[1]，小便色不变，自利[2]，腹满而喘者，不可除热，除热[3]必哕，哕者，小半夏汤主之。

诸呕[4]，谷不得下者，小半夏汤主之。

【宋】呕家本渴，渴者为欲解，今反不渴，心下有支饮故也，小半夏汤主之。

---

①黄病：宋本作"黄疸病"。
②自利：宋本作"欲自利"。
③除热：宋本作"热除"。

④诸呕：宋本作"诸呕吐"。

34. 小青龙加石膏汤

小青龙加石膏汤，二两石膏要记详，
目如脱状脉浮大，咳而气喘是肺胀。

麻黄三两（去节）　芍药三两　细辛三两　桂枝三两（去皮）　干姜三两　半夏半升（洗）　甘草三两（炙）　五味子半升　石膏二两

上九味，以水一斗，先煮麻黄，去上沫，纳诸药，煮取三升，强人服一升，羸者减之，日三服，小儿服四合。①

咳而气喘，目如脱状，脉浮大者，此为肺胀，越婢加半夏汤主之，小青龙加石膏汤亦主之。（桂本《伤寒杂病论卷第十四·辨咳嗽水饮黄汗历节病脉证并治》）

【宋】肺胀，咳而上气，烦躁而喘，脉浮者，心下有水，小青龙加石膏汤主之。

———————

①煎服法据宋本补。

35. 小青龙汤

小青龙汤最有功，风寒束表饮停胸，
麻辛桂芍姜草三，五味半夏各半升。

麻黄三两（去节）　芍药三两　细辛三两　桂枝
三两（去皮）　干姜三两　半夏半升（洗）　甘草三
两（炙）　五味子半升

上八味，以水一斗，先煮麻黄减二升，去上沫，
纳诸药，煮取三升，去滓，温服一升，日三服。

加减：若渴，去半夏，加栝蒌根三两；若微利，
去麻黄，加荛花，如一鸡子，熬令赤色；若噎者，
去麻黄，加附子一枚，炮；若小便不利，少腹满者，
去麻黄，加茯苓四两；若喘者[①]，加杏仁半升，去皮
尖。

湿气在内，与脾相搏，发为中满，胃寒相将，
变为泄泻：中满宜白术茯苓厚朴汤，泄泻宜理中汤。
若上干肺，发为肺寒，宜小青龙汤；下移肾，发为
淋漓，宜五苓散；流于肌肉，发为黄肿，宜麻黄茯
苓汤；若流于经络，与热气相乘，则发痈脓；脾胃
素寒，与湿久留，发为水饮；与燥相搏，发为痰饮，
治属饮家。（桂本《伤寒杂病论卷第五·湿病脉证并

治第九》）

伤寒，表不解，心下有水气，干呕，发热而咳，或渴，或利，或噎，或小便不利、少腹满，或喘者，小青龙汤主之。

伤寒，心下有水气，咳而微喘，发热，不渴，服汤已渴者，此寒去欲解也，小青龙汤主之。

脉浮而紧，而复下之，紧反入里，则作痞，按之自濡，但气痞耳，<u>小青龙汤主之。</u>

咳逆，倚息不得卧，<u>脉浮弦者</u>，小青龙汤主之。

病溢饮者，当发其汗，大青龙汤主之，小青龙汤亦主之。

【宋】妇人吐涎沫，医反下之，心下即痞，当先治其吐涎沫，小青龙汤主之。涎沫止，乃治痞，泻心汤主之。

————

①若喘者：宋本作"若喘，去麻黄"。

36. 小建中汤

小建中是桂倍芍，加饴一升药汁熬，
手足灼热诸黄病，悸衄腹痛属虚劳。

桂枝三两① 芍药六两 甘草二两（炙） 生姜三两（切） 大枣十二枚（劈） 胶饴一升

上六味，以水七升，先煮五味，取三升，去滓，纳饴，更上微火消解，温服一升，日三服。呕家不可用，以甜故也。

伤寒，阳脉涩，阴脉弦，法当腹中急痛，先与小建中汤，不差者，与小柴胡汤。

伤寒二三日，心中悸而烦者，小建中汤主之。

诸黄，小便自利者，当以虚劳法，小建中汤主之。

【宋】男子黄，小便自利，当与虚劳小建中汤。

虚劳里急，悸，衄，腹中痛，梦失精，四肢酸疼，手足烦热，咽干，口燥者，小建中汤主之。

妇人腹中诸病痛者，当归芍药散主之，小建中汤亦主之。②

————————

①三两：宋本作"三两去皮"。

②此条宋本分作两条：一条作"妇人腹中诸疾痛，当归芍药散主之"；一条作"妇人腹中痛，小建中汤主之"。

37. 小承气汤

小承气汤四大黄，三枚枳实二朴尝，
谵狂痞硬腹胀急，勿令大泄恐胃伤。

大黄四两（酒洗）　厚朴二两（炙，去皮）　枳实三枚大者（炙）

上三味，以水四升，煮取一升二合，去滓，分温二服。初服当更衣。不尔者，尽饮之。若更衣者，勿服之。

传阳明，脉大而数，发热，汗出，口渴，舌燥，宜白虎汤。不差，与承气汤。（桂本《伤寒杂病论卷第三·伤寒例第四》）

风温者，因其人素有热，更伤于风，而为病也，脉浮弦而数，若头不痛者，桂枝去桂加黄芩牡丹汤主之。若伏气病温，误发其汗，则大热烦冤，唇焦，目赤，或衄，或吐，耳聋，脉大而数者，宜白虎汤；大实者，宜承气辈；若至十余日则入于里，宜黄连阿胶汤。何以知其入里？以脉沉而数、心烦不卧，故知之也。（桂本《伤寒杂病论卷第四·温病脉证并治第六》）

痉病，本属太阳，若发热，汗出，脉弦而实者，

转属阳明也，宜承气辈与之。（桂本《伤寒杂病论卷第十二·辨痉阴阳易差后病脉证并治》）

阳明病，谵语，发潮热，脉滑而疾者，小承气汤主之。

【宋】阳明病，谵语发潮热，脉滑而疾者，小承气汤主之。因与承气汤一升，腹中转气者，更服一升，若不转气者，勿更与之。明日又不大便，脉反微涩者，里虚也，为难治，不可更与承气汤也。

阳明病，脉实①，虽汗出，而不恶热②者，其身必重，短气，腹满而喘，有潮热者，此外欲解，可攻里也，手足濈然汗出者，此大便已鞕也，大承气汤主之。若汗多，微发热恶寒者，外未解也，其热不潮者，未可与承气汤。若腹大满不通者，可与小承气汤，微和胃气，勿令大泄下。

阳明病，潮热，大便微鞕者，可与大承气汤，不鞕者，不可与之。若不大便六七日，恐有燥屎，欲知之法，少与小承气汤，汤入腹中，转矢气者，此有燥屎也，乃可攻之；若不转矢气者，此但初头鞕，后必溏，不可攻之，攻之必胀满，不能食也，欲饮水者，与水则哕，其后发热者，必大便复鞕而少也，以小承气汤和之。不转矢气者，慎不可攻也。

阳明病，其人多汗，以津液外出，胃中燥，大便必鞕，鞕则谵语，小承气汤主之③。

太阳病，若吐，若下，若发汗后，微烦，小便数，大便因鞭者，与小承气汤和之愈。

得病二三日，脉弱，无太阳、柴胡证，烦躁，心下鞭，至四五日，虽能食，以小承气汤，少少与，微和之，令小安，至六日与<u>小承气汤</u>一升。若不大便六七日，小便少者，虽不大便④，但初头鞭，后必溏，未定成鞭，攻之必溏，须小便利，屎定鞭，乃可攻之，宜大承气汤。

下利，谵语者，有燥屎也，宜小承气汤。

【宋】《千金翼》小承气汤　治大便不通，哕，数谵语。

---

①实：宋本作"迟"。

②热：宋本作"寒"。

③小承气汤主之：宋本于此后有"若一服谵语止者，更莫复服"。

④大便：宋本作"受食"。

38. 小柴胡加茯苓白术汤

柴加苓术太阴病，雷鸣下利腹冷痛，
苓术三两中气运，其脉沉紧吐逆凭。

柴胡半斤　黄芩三两　人参三两　半夏半升

（洗） 甘草三两（炙） 生姜三两（切） 大枣十二枚（劈） 茯苓三两 白术三两

上九味，以水一斗二升，煮取六升，去滓，再煎取三升，日三服。

太阴病，吐逆，腹中冷痛，雷鸣下利，脉沉紧者，小柴胡加茯苓白术汤主之。（桂本《伤寒杂病论卷第十·辨太阴病脉证并治》）

39. 小柴胡加茯苓汤

柴加茯四治痛閟，下如粟状少腹急，
痛引脐中名曰淋，热结下焦此方宜。

柴胡半斤 黄芩三两 人参二两 半夏半升（洗） 甘草三两 生姜二两（切） 大枣十二枚（劈） 茯苓四两

上八味，以水一斗二升，煮取六升，去滓，再煎，取三升，温服一升，日三服。

小便痛閟，下如粟状，少腹弦急，痛引脐中，其名曰淋，此热结在下焦也，小柴胡加茯苓汤主之。

（桂本《伤寒杂病论卷第十一·辨厥阴病脉证并治》）

40. 小柴胡汤

小柴胡主少阳病，半升半夏柴八用，
芩草参姜各三两，枣枚十二再煎宗。

柴胡半斤　黄芩三两　人参三两　甘草三两（炙）　生姜三两　大枣十二枚（劈）　半夏半升（洗）

上七味，以水一斗二升，煮取六升，去滓，再煎取三升，温服一升，日三服。

加减：若胸中烦而不呕者，去半夏、人参，加栝蒌实一枚。若渴，去半夏，加人参合前成四两半、栝蒌根四两。若腹中痛者，去黄芩，加芍药三两。若胁下痞鞕，去大枣，加牡蛎四两。若心下悸，小便不利者，去黄芩，加茯苓四两。若不渴，外有微热者，去人参，加桂枝三两，温覆微汗愈。若咳者，去人参、大枣、生姜，加五味子半升、干姜二两。

<u>传少阳，脉弦而急，口苦，咽干，头晕，目眩，往来寒热，热多寒少，宜小柴胡汤。不差，与大柴胡汤。</u>（桂本《伤寒杂病论卷第三·伤寒例第四》）

风病，头痛，多汗，恶风，腋下痛，不可转侧，脉浮弦而数，此风邪干肝也，小柴胡汤主之；若流于腑，则口苦，呕逆，腹胀，善太息，柴胡芍药枳实甘草汤主之。（桂本《伤寒杂病论卷第五·伤风病脉证并治第十一》）

寒病，两胁中痛，寒中行善掣节，逆则头痛，耳聋，脉弦而沉迟，此寒邪乘肝也，小柴胡汤主之；其著也，则两腋急痛，不能转侧，柴胡黄芩芍药半夏甘草汤主之。（桂本《伤寒杂病论卷第五·寒病脉证并治第十二》）

产后中风，数十日不解，头痛，恶寒，发热，心下满，干呕，续自微汗出，小柴胡汤主之。（桂本《伤寒杂病论卷第十六·辨妇人各病脉证并治》）

太阳病，十日已去，脉浮细而嗜卧者，外已解也；设胸满、胁痛，与小柴胡汤；脉但浮者，与麻黄汤。

伤寒五六日，中风，往来寒热，胸胁苦满，嘿嘿，不欲饮食，心烦，喜呕，或胸中烦而不呕，或渴，或腹中痛，或胁下痞鞭，或心下悸、小便不利，或不渴、身有微热，或咳者，小柴胡汤主之。

血弱气虚①，腠理开，邪气因入，与正气相搏，结于胁下，正邪纷争，往来寒热，休作有时，嘿嘿，不欲饮食，脏腑相连，其痛必下，邪高痛下，故使呕也，小柴胡汤主之。服柴胡汤已，渴者，属阳明也，以法治之。

太阳[②]病六七日，脉迟浮弱，恶风寒，手足温。医二三下之，不能食，胁下满痛，面目及身黄，颈项强，小便难者，与柴胡汤，后必下重。本渴而饮水呕者，柴胡汤不中与也，食谷者哕。

伤寒四五日，身热，恶风，颈项强，胁下满，手足温而渴者，小柴胡汤主之。

伤寒，阳脉涩，阴脉弦，法当腹中急痛，先与小建中汤。不差者，与小柴胡汤。

伤寒与中风，有柴胡证，但见一证便是，不必悉具。凡柴胡汤病证而误下之，若柴胡汤证不罢者，复与柴胡汤，必蒸蒸而振，却复发热汗出而解。

太阳病，过经十余日，反二三下之，后四五日，柴胡证仍在者，先与小柴胡。呕不止，心下急，郁郁微烦者，为未解也，与大柴胡汤，下之则愈。

伤寒十三日，不解，胸胁满而呕，日晡所发潮热，已而微利，此本柴胡证，下之以不得利，今反利者，知医以丸药下之，非其治也。潮热者，实也，宜先服小柴胡汤以解外，后以柴胡加芒硝汤主之。

妇人中风，七八日续得寒热，发作有时，经水适断者，此为热入血室，其血必结，故使如疟状[③]，小柴胡汤主之。

伤寒五六日，头汗出，微恶寒，手足冷，心下满，口不欲食，大便鞕，脉细者，此为阳微结，必有表，复有里也，脉沉者，亦在里也。汗出为阳微，假令纯阴结，不得复有外证，悉入在里，此为半在里半在外也，脉虽沉细④，不得为少阴病。所以然者，阴不得有汗，今头汗出，故知非少阴也，可与小柴胡汤。设不了了者，得屎而解。

伤寒五六日，呕而发热者，柴胡汤证具，而以他药下之，柴胡证仍在者，复与柴胡汤。此虽已下之，不为逆，必蒸蒸而振，却发热汗出而解。若心下满而鞕痛者，此为结胸也，大陷胸汤主之；但满而不痛者，此为痞，柴胡不中与之，宜半夏泻心汤。

阳明病，胁下鞕满，不大便而呕，舌上白苔者，可与小柴胡汤。上焦得通，津液得下，胃气因和，身濈然汗出而解也。

阳明中风，脉弦浮大而短气，腹都满，胁下及心痛，久按之气不通，鼻干不得汗⑤，嗜卧，一身及目悉黄，小便难，有潮热，时时哕，耳前后肿，刺之小差，外不解，病过十日，脉续浮者，与小柴胡汤；脉但浮，无余证者，与麻黄汤；若不尿，腹满加哕者，不治。

本太阳病，不解，转入少阳者，胁下鞕满，干呕不能食，往来寒热，脉沉弦者，不可吐、下⑥，与小柴胡汤。

三阳合病，脉浮大，上关上，但欲眠睡，目合则汗，此上焦不通故也，宜小柴胡汤。

呕而发热者，小柴胡汤主之。

伤寒差已后，更发热者，小柴胡汤主之；脉浮者，以汗解之；脉沉实者，以下解之。

产妇郁冒，其脉微弱，呕不能食，大便反坚，但头汗出。所以然者，血虚而厥，厥则必冒，冒家欲解，必大汗出。以血虚下厥，孤阳上出，故头汗出也。所以产妇喜汗出者，亡阴血虚，阳气独盛，故当汗出，阴阳乃复。大便坚，呕不能食者，小柴胡汤主之。

阳明病，发潮热，大便溏，小便自可，胸胁满不去者，与小柴胡汤。

【宋】诸黄，腹痛而呕者，宜柴胡汤。

【宋】《千金》三物黄芩汤　治妇人在草蓐，自发露得风，四肢苦烦热，头痛者，与小柴胡汤。头不痛，但烦者，此汤主之。

---

①虚：宋本作"尽"。

②太阳：宋本作"得"。

③故使如疟状：宋本作"故使如疟状，发作有时"。

④细：宋本作"紧"。

⑤涕：宋本作"汗"。

⑥脉沉弦者，不可吐、下：宋本作"尚未吐下，脉沉紧者"。

41. 小柴胡加黄连牡丹汤①

柴加连丹春温病，连三丹四医头痛，
咽干发热气在上，脉弦而急目眩情，
蒌根四两易半夏，甚则谵语病不轻。

柴胡半斤　黄芩三两　人参三两　栝蒌根四两
黄连三两　牡丹皮四两　甘草三两（炙）　生姜三
两　大枣十二枚（劈）

上九味，以水一斗二升，煮取三升，去滓，温
服一升，日三服。

病春温，其气在上，头痛，咽干，发热，目眩，
甚则谵语，脉弦而急，小柴胡加黄连牡丹汤主之。
（桂本《伤寒杂病论卷第四·温病脉证并治第六》）

---

①此方中无半夏，有栝蒌根。

42. 小陷胸汤

小陷胸治结胸病，正在心下按之痛，

其脉浮滑夏半升，连一大蒌一枚用。

黄连一两　半夏半升（洗）　栝蒌实大者一枚

上三味，以水六升，先煮栝蒌取三升，纳诸药，煮取二升，去滓，分温三服。

小结胸病，正在心下，按之则痛，脉浮滑者，小陷胸汤主之。

病在阳，应以汗解之，反以冷水潠之，若灌之，其热被劫不得去，弥更益烦，肉上粟起，意欲饮水，反不渴者，服文蛤散。若不差者，与五苓散。寒实结胸，无热证者，与三物小陷胸汤，白散亦可服。

四画

43. 王不留行散

王不留散治金疮，桑根蒴叶十分详，
芩芍姜朴均二分，甘草十八三椒帮。

王不留行十分（烧） 蒴藋细叶十分（烧） 桑根白皮十分（烧） 甘草十八分 黄芩二分 蜀椒三分（去目） 厚朴二分 干姜二分 芍药二分

上九味，为散，饮服方寸匙。小疮即粉之，大疮但服之。产后亦可服。①

问曰：寸口脉微浮而涩，法当亡血，若汗出。设不汗出者云何？师曰：若身有疮，被刀斧所伤，亡血故也，此名②金疮：无脓者，王不留行散主之；有脓者，排脓散主之，排脓汤亦主之。

【宋】病金疮，王不留行散主之。

---

①宋本方药组成及煎服法：王不留行十分，八月八日采　蒴

蕾细叶十分，七月七日采　桑东南根白皮十分，三月三日采　甘草十八分　川椒三分，除目及闭口者，去汗　黄芩二分　干姜二分　芍药二分　厚朴二分　上九味，桑根皮以上三味，烧灰存性，勿令灰过，各别杵筛，合治之为散，服方寸匕。小疮即粉之，大疮但服之。产后亦可服。如风寒，桑东根勿取之。前三物，皆阴干百日。

②此名：宋本作"病"。

44. 王瓜根散①

王瓜根散瘀血停，桂芍䗪瓜三分等，
一月再经或阴肿，经水不利腹满痛。

王瓜根三分　芍药三分　桂枝三分　䗪虫三枚②
上四味，杵为散，酒服方寸匙，日三服。

经水不利，少腹满痛，或一月再经者，王瓜根散主之。阴肿者，亦主之。

【宋】带下，经水不利，少腹满痛，经一月再见者，土瓜根散主之。

————————

①王瓜根散：宋本作"土瓜根散"，土瓜根也即王瓜根。此方歌的量参考宋本即土瓜根、芍药、桂枝、䗪虫各三分。

②三枚：宋本作"三分"。

45. 天雄散

天雄散方力最胜，桂六术八龙三用，
三两天雄共杵散，酒服半匙稍稍增。

天雄三两（炮）　白术八两　桂枝六两　龙骨三两
　　上四味，杵为散，酒服半钱匙，日三服，不知
稍增，<u>以知为度</u>。

失精家，少阴脉^①弦急，阴头寒，目眩，发落，
脉极虚芤迟者，为清谷、亡血、失精；脉得诸芤动
微紧者，男子则失精，女子则梦交，桂枝加龙骨牡
蛎汤主之，<u>天雄散亦主之</u>。

――――――

①少阴脉：宋本作"少腹"。

46. 木防己汤

木防己汤治支饮，二桂三己四人参，
膏枚十二如鸡子，喘满痞坚鳖黑紧。

木防己三两　石膏鸡子大十二枚　桂枝二两　人参四两

上四味，以水六升，煮取二升，去滓，分温再服。

膈间支饮，其人喘满，心下痞坚，面色黧黑，其脉沉紧，得之数十日，医吐下之不愈者，木防己汤主之。不差，木防己去石膏加茯苓芒硝汤主之[①]。

----

①不差，木防己去石膏加茯苓芒硝汤主之：宋本作"虚者即愈，实者三日复发，复与不愈者，宜木防己汤去石膏加茯苓芒硝汤主之"。

47. 木防己去石膏加茯苓芒硝汤

木防己汤去石膏，再加茯苓与芒硝，
芒硝三合四两茯，原方不瘥此方熬。

木防己二两　桂枝二两　茯苓四两　人参四两　芒硝三合

上五味，以水六升，煮取二升，去滓，纳芒硝，再微煎，分温再服，微利则愈。

膈间支饮，其人喘满，心下痞坚，面色黧黑，其脉沉紧，得之数十日，医吐下之不愈者，木防己汤主之。不差，木防己去石膏加茯苓芒硝汤主之[①]。

[①]不差，木防己去石膏加茯苓芒硝汤主之：宋本作"虚者即愈，实者三日复发，复与不愈者，宜木防己汤去石膏加茯苓芒硝汤主之"。

48. 五苓散加茵陈蒿[①]

五苓茵陈两解方，茵陈末入五苓尝，
五分五苓专行水，十分茵陈来退黄。

茵陈蒿末十分　　五苓散五分
上二物和，先食饮方寸匕，日三服[②]。

诸黄家[③]，但利其小便，五苓散加茵陈蒿主之；假令脉浮，当以汗解者，宜桂枝加黄芪汤。
【宋】黄疸病，茵陈五苓散主之。

[①]五苓散加茵陈蒿：宋本作"茵陈五苓散"。

②本方方药组成与煎服法本无，据宋本补。

③诸黄家：宋本作"诸病黄家"。

49. 五苓散

五苓散治太阳腑，猪苓白术十八铢，

泽泻一两六铢用，半两桂枝为散服。

猪苓十八铢〔去皮〕 泽泻一两六铢 茯苓十八铢 桂枝半两〔去皮〕 白术十八铢①

上五味，捣为散，以白饮和服方寸匙，日三服，多饮暖水，汗出愈，如法将息。

湿气在内，与脾相搏，发为中满，胃寒相将，变为泄泻。中满宜白术茯苓厚朴汤，泄泻宜理中汤。若上干肺，发为肺寒，宜小青龙汤；下移肾，发为淋漓，宜五苓散；流于肌肉，发为黄肿，宜麻黄茯苓汤；若流于经络，与热气相乘，则发痈脓；脾胃素寒，与湿久留，发为水饮；与燥相搏，发为痰饮，治属饮家。（桂本《伤寒杂病论卷第五·湿病脉证并治第九》）

消渴，脉浮有微热，小便不利者，五苓散主之。

【宋】脉浮，小便不利，微热消渴者，宜利小便、发汗，五苓散主之。

病人脐下悸，吐涎沫而头眩者，此有水也，五
苓散主之。

【宋】假令瘦人，脐下有悸，吐涎沫而癫眩，此
水也，五苓散主之。

太阳病，发汗后，大汗出，胃中干，烦躁不得
眠，欲得饮水，少少与之②，令胃气和则愈；若脉
浮，小便不利，微热，消渴者，五苓散主之。

太阳病，发汗已，脉浮弦，烦渴者，五苓散主
之。

【宋】发汗已，脉浮数，烦渴者，五苓散主之。

伤寒，汗出而渴，小便不利者，五苓散主之；
不渴者，茯苓甘草汤主之。

中风发热，六七日不解而烦，有表里证，渴欲
饮水，水入则吐者，名曰水逆，五苓散主之。

太阳病，脉浮而动数，浮则为风，数则为热，
动则为痛③，头痛，发热，微盗汗出，而反恶寒者，
表未解也。医反下之，动，数变迟，膈内拒痛，胃
中空虚，客气动膈，短气，躁烦，心中懊侬，阳气
内陷，心下因鞕，则为结胸，大陷胸汤主之；若不
结胸，但头汗出，余处无汗，剂颈而还，小便不利，
身必发黄，五苓散主之。

病在阳，应以汗解之，反以冷水潠之，若灌之，
其热被劫不得去，弥更益烦，肉上粟起，意欲饮水，

四
画

反不渴者，服文蛤散。若不差者，与五苓散。寒实结胸，无热证者，与三物小陷胸汤，白散亦可服。

本以下之，故心下痞，与泻心汤。痞不解，其人渴而口燥烦，小便不利者，五苓散主之。

太阳病，寸缓，关浮，尺弱，其人发热汗出，复恶寒，不呕，但心下痞者，此以医下之。如其未下，病人不恶寒而渴者，此转属阳明也。小便数者，大便必鞕，不更衣十日，无所苦也，渴欲饮水者，少少与之，以法救之。渴而饮水多小便不利者④，宜五苓散。

霍乱已，头痛发热，身疼痛，热多欲饮水者，五苓散主之，寒多不饮⑤水者，理中丸主之。

【宋】渴欲饮水，水入则吐者，名曰水逆，五苓散主之。

———

①铢：一斤为十六两，一两为二十四铢。
②少少与之：宋本作"少少与饮之"。
③动则为痛：宋本此后有"数则为虚"。
④渴而饮水多小便不利者：宋本作"渴者"。
⑤饮：宋本作"用"。

50. 升麻鳖甲汤

升麻鳖甲治阳毒，赤斑咽痛脓血吐，
升甘用二椒归一，鳖甲一片雄半辅。

升麻二两　蜀椒一两(炒，去汗)　雄黄五钱[1](研)
当归一两　甘草二两　鳖甲一片[2](炙)

上六味，以水四升，煮取一升，顿服之，不差，
再服[3]，取汗。

阳毒之为病，面赤斑斑如锦纹，咽喉痛，唾脓
血，五日可治，七日不可治，升麻鳖甲汤主之。

---

①五钱：宋本作"半两"。
②一片：宋本作"手指大一片"。
③不差，再服：宋本作"老小再服"。

51. 升麻鳖甲去雄黄蜀椒汤

升麻鳖甲去雄椒，阴毒为病咽痛疗，
痛如被杖面目青，五日可治七不瞧。

升麻二两　当归一两　甘草二两　鳖甲一片

上四味，以水二升，煮取一升，去滓，顿服之。不差，再服。

阴毒之为病，面目青，身痛如被杖，咽喉痛，五日可治，七日不可治，升麻鳖甲去雄黄蜀椒汤主之。

52. 乌头赤石脂丸

**乌头赤石脂丸猛，附子回阳性驰骋，
干姜蜀椒共温中，胸痹彻痛莫惶恐。**①

乌头一两　蜀椒一两　附子五钱　干姜一两　赤石脂一两②

上五味，末之，蜜为丸，如梧桐子大，先食服一丸，日三服，不知稍增，以知为度。

胸痹，胸③痛彻背，背痛彻胸④者，乌头赤石脂丸主之。

———————

①此方各个版本剂量出入较大，故此方方歌暂不包括剂量。

②宋本方药组成：蜀椒一两，一法二分　乌头一分，炮　附子半两，炮，一法一分　干姜一两，一法一分　赤石脂一两，一法二分

③、④胸：宋本作"心"。

53. 乌头桂枝汤①

乌头桂枝寒疝方，乌用五枚蜜煎汤，
桂枝汤取五合用，合煮试服如醉状，
手足不仁俱可治，身痛腹痛逆冷伤。

乌头五枚

上一味，以蜜二升，煮减半，去滓，以桂枝汤五合解之，令得一升，初服二合，不知即服三合，又不知加至五合。其知者如醉状，得吐者为中病。

寒疝，腹中痛，手足不仁，若逆冷，若身疼痛，灸、刺、诸药不能治者，乌头桂枝汤主之。

―――――――

①乌头桂枝汤：宋本作"抵当乌头桂枝汤"。

54. 乌头麻黄黄芪芍药甘草汤^①

乌头汤法煎要分，历节疼痛难屈伸，
麻芪芍甘皆三两，五枚乌头蜜煮匀，
二升蜂蜜煮乌头，三升水把余药顿，
煎后去滓再合煮，再沸之后分三饮。

乌头五枚(切)^②　麻黄三两　黄芪三两　芍药三两　甘草三两^③

上五味，先以蜜二升煮乌头，取一升，去滓。别以水三升煮四味，取一升，去滓，纳蜜再煮一二沸，服七合，不知尽服之。^④

病历节，疼痛不可屈伸，脉沉弱者，乌头麻黄黄芪芍药甘草汤主之。

【宋】病历节，不可屈伸，疼痛，乌头汤主之。

【宋】乌头汤方　治脚气疼痛，不可屈伸。

---

①乌头麻黄黄芪芍药甘草汤：宋本作"乌头汤"。

②乌头五枚(切)：宋本作"川乌五枚，㕮咀，以蜜二升，煎取一升，即出乌头"。

③三两：宋本作"三两炙"。

④宋本煎服法为：上五味，㕮咀四味，以水三升，煮取一升，

去滓，内蜜煎中更煎之，服七合。不知，尽服之。

55. 乌梅丸

乌梅丸用十两姜，桂附参柏辛六两，
连用十六椒归四，苦酒渍梅三百强，
去核蒸之捣为泥，蜜丸桐子大小当，
空腹十丸日三服，渐至二十因人量。

乌梅三百枚　细辛六两　干姜十两　黄连十六两　当归四两　附子六两（炮，去皮）　蜀椒四两（出汗）　桂枝六两（去皮）　人参六两　黄柏六两

上十味，异捣筛，合治之，以苦酒渍乌梅一宿，去核，蒸之，五斗米下，饭熟，捣成泥，和药令相得，纳臼中与蜜杵二千下，丸如梧桐子大，先食饮服十丸，日三服，稍加至二十丸。禁生冷滑物臭食等。

传厥阴，脉沉弦而急，发热，时悚，心烦，呕逆，宜桂枝当归汤；吐蛔者，宜乌梅丸。（桂本《伤寒杂病论卷第三·伤寒例第四》）

伤寒，脉微而厥，至七八日，肤冷，其人躁无暂安时者，此为脏厥，非蛔厥也。蛔厥者，其人当

吐蛔。今病者静，而复时烦，此为脏寒，蛔上入其膈，故烦，须臾复止，得食而呕又烦者，蛔闻食臭出，其人当①自吐蛔。蛔厥者，乌梅丸主之。又主久利。

————————

①当：宋本作"常"。

56. 文蛤散

桂本：

文蛤散治冷水激，当汗不汗肉粟起，

麻甘姜三膏蛤五，大枣十二个个劈，

杏粒五十共为散，沸汤冲服方寸匙，

若有腹痛可加减，芍药三两最相宜。

宋本：

文蛤散治冷淋伤，文蛤五两为散方，

沸汤和服方寸匙，版本不同细思量。

文蛤五两　麻黄三两　甘草三两　生姜三两

石膏五两　杏仁五十粒（去皮尖）　大枣十二枚（劈）

上七味，为散，以沸汤和一方寸匙，汤用五合，调服。假令汗出已，腹中痛者，与芍药三两。①

病在阳，应以汗解之，反以冷水潠之，若灌之，其热被劫不得去，弥更益烦，肉上粟起，意欲饮水，反不渴者，服文蛤散。若不差者，与五苓散。寒实结胸，无热证者，与三物小陷胸汤，白散亦可服。

【宋】渴欲饮水不止者，文蛤散主之。

①宋本方药组成与煎服方法为"文蛤五两 上一味，为散，以沸汤和一方寸匕服，汤用五合"。

57. 文蛤汤

文蛤汤方治消渴，饮水不休不解渴，
枣枚十二杏五十，麻甘姜三五膏蛤。

文蛤五两 麻黄三两 甘草三两 生姜三两 石膏五两 杏仁五十枚 大枣十二枚

上七味，以水六升，煮取二升，<u>去滓</u>，温服一升，汗出即愈，<u>若不汗，再服。</u>

<u>消渴，欲得水而食饮不休者，文蛤汤主之。</u>（桂本《伤寒杂病论卷第十一·辨厥阴病脉证并治》）

【宋】吐后渴欲得水而贪饮者，文蛤汤主之；兼主微风，脉紧头痛。

五画

58. 甘草干姜茯苓白术汤

甘姜苓术肾著汤，腰冷身重如水状，
术草二两姜苓四，寒湿祛除正不伤。

甘草二两〔炙〕 白术二两 干姜四两 茯苓四两

上四味，以水五升，煮取三升，去滓，温服一升，日三服①。

寒病，骨痛，阴痹，腹胀，腰痛，大便难，肩背颈项引痛，脉沉而迟，此寒邪干肾也，桂枝加葛根汤主之；其著也，则两胠痛，甘草干姜茯苓白术汤主之。（桂本《伤寒杂病论卷第五·寒病脉证并治第十二》）

【宋】肾著之病，其人身体重，腰中冷，如坐水中，形如水状，反不渴，小便自利，饮食如故，病属下焦，身劳汗出，衣里冷湿，久久得之，腰以下冷痛，腹重如带五千钱，甘姜苓术汤主之。

---

①去滓，温服一升，日三服：宋本作"分温三服，腰中即温"。

59. 甘草干姜汤

甘草干姜肺冷医，二两炮姜四甘齐，
金匮用以治肺痿，温肺补虚运胃脾。

甘草四两（炙） 干姜二两（炮）①
上二味，以水三升，煮取一升五合，去滓，分温再服。

寒病，喘，咳，少气，不能报息，口唾涎沫，耳聋，嗌干，此寒邪乘肺也，脉沉而迟者，甘草干姜汤主之；其著也，则肘内痛，转侧不便，枳实橘皮桔梗半夏生姜甘草汤主之。（桂本《伤寒杂病论卷第五·寒病脉证并治第十二》）
问曰：太阳病，其证备，按桂枝法治之而增剧，厥逆，咽中干，烦躁，吐逆，谵语，其故何也？师曰：此阳旦证，不可攻也。寸口脉浮，浮为风，亦为虚。风则生热，虚则挛急，误攻其表则汗出亡阳，汗多则液枯，液枯则筋挛，阳明内结则烦躁谵语，用甘草干姜以复其阳，甘草芍药以救液，调胃承气以止其谵语。此坏病之治，必随脉、证也。（桂本《伤寒杂病论卷第六·辨太阳病脉证并治上》）

似咳非咳，唾多涎沫，其人不渴，此为肺冷，甘草干姜汤主之。（桂本《伤寒杂病论卷第十四·辨咳嗽水饮黄汗历节病脉证并治》）

伤寒，脉浮，自汗出，小便数，心烦，微恶寒，脚挛急，反与桂枝汤，欲攻其表，此误也。得之便厥，咽中干，烦躁，吐逆者，作甘草干姜汤与之，以复其阳；若厥愈、足温者，更作芍药甘草汤与之，其脚即伸；若胃气不和，谵语者，少与调胃承气汤；若重发汗，复加烧针者，四逆汤主之。

【宋】肺痿吐涎沫而不咳者，其人不渴，必遗尿，小便数，所以然者，以上虚不能制下故也。此为肺中冷，必眩，多涎唾，甘草干姜汤以温之。若服汤已渴者，属消渴。

【宋】问曰：证象阳旦，按法治之而增剧，厥逆，咽中干，两胫拘急而谵语。师曰：言夜半手足当温，两脚当伸。后如师言。何以知此？答曰：寸口脉浮而大，浮为风，大为虚，风则生微热，虚则两胫挛，病形象桂枝，因加附子参其间，增桂令汗出，附子温经，亡阳故也。厥逆，咽中干，烦躁，阳明内结，谵语烦乱，更饮甘草干姜汤，夜半阳气还，两足当热，胫尚微拘急，重与芍药甘草汤，尔乃胫伸，以承气汤微溏，则止其谵语，故知病可愈。

---

①炮：宋本《伤寒论》无"炮"字。

60. 甘草小麦大枣汤①

甘草小麦大枣汤，妇人脏躁喜悲伤，
甘三麦升枣枚十，恍惚欠伸心失养。

甘草三两　小麦一升　大枣十枚（劈）
上三味，以水六升，煮取三升，去滓，分温三服②。

妇人脏躁，悲伤欲哭，数欠伸，象如神灵所作者，甘草小麦大枣汤主之。

---

①甘草小麦大枣汤：宋本作"甘麦大枣汤"。
②分温三服：宋本此后有"亦补脾气"。

61. 甘草汤

甘草汤方咽痛求，药用二两不多收，
后人只认中焦药，谁识少阴主治优。

甘草二两

上一味，以水三升，煮取一升半，去滓，温服七合，日二服。

少阴病，二三日，咽中痛者，可与甘草汤，不差，与桔梗汤。

62. 甘草附子汤

甘草附子风湿搏，二枚附子桂四和，
白术甘草各二两，屈伸不得烦痛掣。

甘草二两（炙）　附子二枚（炮，去皮）　桂枝四两[①]　白术二两

上四味，以水六升，煮取三升，去滓，温服一升，日三服。初服得微汗则解，能食，汗出[②]，复烦者，服五合。恐一升多者，服六七合为佳。

风湿相搏，骨节疼烦，掣痛不得屈伸，近之则痛剧，汗出短气，小便不利，恶风不欲去衣，或身微肿者，甘草附子汤主之。

------

①四两：宋本作"四两去皮"。
②汗出：宋本《伤寒论》作"汗止"。

63. 甘草泻心汤

甘草泻心证广通，姜芩参三甘四用，
一两黄连半升夏，枣枚十二煎再烹。

　　甘草四两（炙）① 黄芩三两　干姜三两　半夏半升（洗）　人参三两② 　黄连一两　大枣十二枚（劈）

　　上七味，以水一斗，煮取六升，去滓，再煎取三升，温服一升，日三服。

　　寒病，胸胁支满，膺背肩胛间痛，甚则喜悲，时发眩，仆而不知人，此寒邪乘心也，通脉四逆汤主之；其著也，则肘外痛，臂不能伸，甘草泻心汤

主之。(桂本《伤寒杂病论卷第五·寒病脉证并治第十二》)

伤寒、中风，医反下之，其人下利，日数十行，谷不化，腹中雷鸣，心下痞鞕而满，干呕，心烦不得安，医见心下痞，谓病不尽，复下之，其痞益甚。此非结热，但以胃中虚，客气上逆，故使鞕也，甘草泻心汤主之。

狐惑之为病，状如伤寒，默默欲眠，目不得闭，卧起不安，蚀于喉为惑，蚀于阴为狐，不欲饮食，恶闻食臭，其面目乍赤乍黑乍白。蚀于上部则声嗄③，甘草泻心汤主之；蚀于下部则咽干，苦参汤洗之；蚀于肛者，雄黄熏之。

———————

①炙：宋本《金匮要略》无此字。
②宋本《伤寒论》无"人参三两"。
③嗄：宋本作"喝"。

64. 甘草粉蜜汤

甘草粉蜜虫之伤，心痛吐涎为祸攘，
一粉二甘四两蜜，煎分先后如粥尝。

甘草二两　　白粉一两（即铅粉）①蜜四两

上三味，以水三升，先煮甘草，取二升，去滓，纳粉、蜜，搅令和，煎如薄粥，温服一升，差，止后服②。

病人呕，吐涎沫，心痛，若腹痛，发作有时，其脉反洪大者，此虫之为病也，甘草粉蜜汤主之。

【宋】蛔虫之为病，令人吐涎，心痛，发作有时。毒药不止，甘草粉蜜汤主之。

―――――

①白粉一两（即铅粉）：宋本作"粉一两"。
②止后服：宋本作"即止"。

65. 甘草麻黄汤

甘草麻黄二四呈，身肿缘由里水生，
重覆汗出慎风寒，提壶揭盖湿邪惩。

甘草二两　　麻黄四两

上二味，以水五升，先煮麻黄，去上沫，纳甘草，煮取三升，去滓，温服一升，覆令汗出，不汗再服①。

病历节，疼痛，两足肿，大小便不利，脉沉紧者，甘草麻黄汤主之；脉沉而细数者，越婢加白术汤主之。（桂本《伤寒杂病论卷第十四·辨咳嗽水饮黄汗历节病脉证并治》）

里水，一身面目黄肿，其脉沉，小便不利，甘草麻黄汤主之，越婢加术汤亦主之。

【宋】里水，越婢加术汤主之；甘草麻黄汤亦主之。

---

①覆令汗出，不汗再服：宋本作"重覆汗出，不汗，再服。慎风寒"。

66. 甘遂半夏汤

甘遂半夏留饮安，脉伏自利续坚满，
遂夏芍甘煎取汁，半升蜜入再煎餐，
十二枚夏甘指大，遂三芍五按枚算。

甘遂大者三枚　半夏十二枚①　芍药五枚　甘草如指大一枚（炙）

上四味，以水二升，煮取半升，去滓，以蜜半升，和药汁煎取八合，顿服之。

病者脉伏，其人欲自利，利反快，虽利，心下续坚满，此为留饮②，甘遂半夏汤主之。

---

①半夏十二枚：宋本于此后有"以水一升，煮取半升，去滓"。
②留饮：宋本于此后有"欲去故也"。

67. 石膏黄连黄芩甘草汤

石连芩甘冬温病，八石三连四芩从，
腹中引痛二甘缓，咽中干痛夜半生。

石膏半斤（碎，棉裹） 黄连三两 黄芩四两 甘草二两

上四味，以水一斗，煮取三升，温服一升，日三服。

病冬温，其气在下，发热，腹痛引少腹，夜半咽中干痛，脉沉实，时而大数，石膏黄连黄芩甘草汤主之；不大便六、七日者，大黄黄芩地黄牡丹汤主之。（桂本《伤寒杂病论卷第四·温病脉证并治第

六》）

68. 四逆加吴茱萸黄连汤

四逆吴萸黄连汤，吴萸半升连一两，
下利疏密身微热，沉弦而紧其脉详，
手足厥冷面色青，呕甚蛔出此方当。

附子一枚（生用，去皮，破八片） 干姜一两
半 甘草二两（炙） 人参二两 吴茱萸半升 黄连
一两

上六味，以水六升，煮取二升，去滓，温服一
升，日再服。

呕吐甚则蛔出，下利时密时疏，身微热，手足
厥冷，面色青，脉沉弦而紧者，四逆加吴茱萸黄连
汤主之。（桂本《伤寒杂病论卷第十二·辨霍乱吐利
病脉证并治》）

69. 四逆加人参汤

四逆加参去沉疴，阳亡阴脱急煎喝，

四逆回阳益正气，三两人参把阴托。

甘草二两（炙）　附子一枚（生用，去皮，破八片）　干姜一两半　人参三两①

上四味，以水三升，煮取一升二合，去滓，分温再服。

伤寒②，脉微而复利，利自止者③，亡血也，四逆加人参汤主之。

---

①三两：宋本作"一两"。
②伤寒：宋本作"恶寒"。
③利自止者：宋本作"利止"。

70. 四逆汤

四逆汤能把阳回，一两半姜附一枚，
甘草二两或加参，强人大附姜三追。

人参二两　甘草二两（炙）　干姜一两半　附子一枚（炮①，去皮，破八片）

上四味，以水三升，煮取一升二合，去滓，分温再服，强人可大附子一枚，干姜三两。

霍乱，呕、吐，下利清谷，手足厥冷，脉沉而迟者，四逆汤主之。（桂本《伤寒杂病论卷第十二·辨霍乱吐利病脉证并治》）

伤寒，脉浮，自汗出，小便数，心烦，微恶寒，脚挛急，反与桂枝汤，欲攻其表，此误也。得之便厥，咽中干，烦燥，吐逆者，作甘草干姜汤与之，以复其阳；若厥愈、足温者，更作芍药甘草汤与之，其脚即伸；若胃气不和，谵语者，少与调胃承气汤；若重发汗，复加烧针者，四逆汤主之。

伤寒，医下之，续得下利清谷不止，身疼痛者，急当救里；后身疼痛，清便自调者，急当救表。救里宜四逆汤，救表宜桂枝汤。

阳明病，脉浮而迟，表热里寒，下利清谷者，四逆汤主之。

少阴病，脉沉者，急温之，宜四逆汤。

少阴病，饮食入口即吐，或心中温温欲吐，复不能吐，始得之，手足寒，脉弦迟者，此胸中实，不可下也，当吐之；若膈上有寒饮，干呕者，不可吐也，当温之，宜四逆汤。

大汗出，热不去，内拘急，四肢疼，复下利、厥逆而恶寒者，四逆汤主之。

大汗，若大下利而厥逆冷者，四逆汤主之。

呕而脉弱，小便复利，身有微热，见厥者，难治，四逆汤主之。

下利，腹胀满，身体疼痛者，先温其里，乃攻其表。温里宜四逆汤，攻表宜桂枝汤。

既吐且利，小便复利而大汗出，下利清谷，内寒外热，脉微欲绝者，四逆汤主之。

吐，利，汗出，发热恶寒，四肢拘急，手足厥冷者，四逆汤主之。

【宋】病发热头痛，脉反沉，若不差，身体疼痛，当救其里，四逆汤方。

_____

①炮：宋本作"生用"。

71. 四逆散

四逆散方有异争，桂本四逆汤做成，
柴枳芍甘是宋本，等分为末寸匙用。

甘草二两（炙）　附子大者一枚　干姜一两半　人参二两①

上四味②，捣筛，白饮和服方寸匙，咳者去人参，加五味子、干姜各五分，并主下利；悸者，加桂枝五分；小便不利者，加茯苓五分③；泄利下重者，先以水五升，煮薤白三两④，取三升，去滓，以散三方寸匙纳汤中，煮取一升半，分温再服。

少阴病，四逆，其人或咳，或悸，或小便不利，或腹中痛，或泄利下重者，四逆散主之。

———————

①宋本方药组成为：甘草（炙） 枳实（破，水渍，炙干） 柴胡 芍药

②上四味：宋本此后有"各十分"。

③加茯苓五分：宋本此后有"腹中痛者，加附子一枚，炮令坼"。

④三两：宋本作"三升"。

72. 生姜半夏汤

生姜半夏心愦愦，呕哕喘息似又非，
一升姜汁半升夏，先煎后纳再煎追。

生姜一斤① 半夏半升②

上二味，以水三升，先煮半夏，取二升，纳生姜汁，煮取一升③，去滓，小冷，分四服，日三夜一。呕止，停后服。

病人胸中似喘不喘，似呕不呕，似哕不哕，彻心中愦愦然无奈者，生姜半夏汤主之。

---

①生姜一斤：宋本为"生姜汁一升"。
②半升：宋本作"半斤"。
③一升：宋本作"一升半"。

73. 生姜泻心汤

生姜泻心四生姜，芩草人参三两帮，
枣枚十二姜连一，半升半夏重煎汤。

生姜四两（切）　甘草三两（炙）　人参三两　干姜一两　黄芩三两　半夏半升（洗）　黄连一两　大枣十二枚（劈）

上八味，以水一斗，煮取六升，去滓，再煎取三升，温服一升，日三服①。

伤寒，汗出解之后，胃中不和，心下痞鞕，干噫食臭，胁下有水气，腹中雷鸣，下利者，生姜泻心汤主之。

①日三服：宋本此后有"附子泻心汤，本云加附子。半夏泻心汤，甘草泻心汤，同体别名耳。生姜泻心汤，本云理中人参黄芩汤，去桂枝、术，加黄连并泻肝法。"

74. 白术石膏半夏干姜汤

白术石膏夏姜汤，吐利发热二两姜，
术三膏八夏半升，濡弱而大急煎尝，
分温再服可加味，渴者参二连一两。

白术三两　石膏半斤（棉裹）　半夏半升（洗）　干姜二两

上四味，以水六升，煮取三升，去滓，分温三服。渴者，加人参二两，黄连一两。

吐、利，发热，脉濡弱而大者，白术石膏半夏干姜汤主之。（桂本《伤寒杂病论卷第十二·辨霍乱吐利病脉证并治》）

75. 白术附子汤

白术附子治便坚，小便自利实为难，
术附甘草生姜枣，不同用量细研判。[①]

白术一两　附子一枚（炮）　甘草二两（炙）　生姜一两半　大枣六枚（劈）

上五味，以水三升，煮取一升，去滓，分温三服，一服觉身痹，半日许再服，三服都尽，其人如冒状，勿怪，即术附并走皮中，逐水气，未得除耳。[②]

伤寒八九日，风湿相搏[③]，不能自转侧，不呕，不渴，脉浮虚而涩者，桂枝附子汤主之；若大便坚，小便自利者，白术附子汤主之。

---

①此方鉴于不同版本剂量出入较大，故方歌不涉及剂量。

②宋本《伤寒论》方药组成及煎服法：白术四两　附子三枚（炮，去皮，破）　甘草二两（炙）　生姜三两（切）　大枣十二枚（劈）　上五味，以水六升，煮取二升，去滓，分温三服。初一服，其人身如痹，半日许复服之，三服都尽，其人如冒状，勿怪，此以附子、术，并走皮内，逐水气未得除，故使之耳。法当加桂四两。此本一方二法，以大便鞭，小便自利，去桂也；以大便不鞭，小便不利，当加桂，附子三枚恐多也，虚弱家及产妇，宜减服之。

宋本《金匮要略》方药组成：白术二两　附子一枚半（炮，去

皮） 甘草一两（炙） 生姜一两半（切） 大枣六枚（劈）

③风湿相搏：宋本于此后有"身体疼烦"。

76. 白术茯苓半夏枳实汤

术苓夏枳宿食病，术三苓四夏一升，

一两半枳脉濡弱，先吐后利腹满痛。

白术三两　茯苓四两　半夏一升　枳实一两半

上四味，以水六升，煮取三升，去滓，分温三服。

先吐，后利，腹中满、痛，无寒热，脉濡弱而涩者，此宿食也，白术茯苓半夏枳实汤主之。（桂本《伤寒杂病论卷第十二·辨霍乱吐利病脉证并治》）

77. 白术茯苓厚朴汤

白术茯苓厚朴汤，朴二术三苓四详，

与脾相搏发中满，湿气在内为祸殃。

白术三两　茯苓四两　厚朴二两（炙，去皮）

上三味，以水五升，煮取一升五合，去滓，分温再服。

湿气在内，与脾相搏，发为中满，胃寒相将，变为泄泻；中满宜白术茯苓厚朴汤，泄泻宜理中汤。若上干肺，发为肺寒，宜小青龙汤；下移肾，发为淋漓，宜五苓散；流于肌肉，发为黄肿，宜麻黄茯苓汤；若流于经络，与热气相乘，则发痈脓；脾胃素寒，与湿久留，发为水饮；与燥相搏，发为痰饮，治属饮家。（桂本《伤寒杂病论卷第五·辨湿病脉证并治第九》）

78. 白术枳实桃仁干姜汤

术枳桃姜脾脏结，桃枚二十姜一烈，
腹痛坚满术枳二，按如覆杯沉紧歇。

白术二两　枳实二两　桃仁二十枚（去皮尖）干姜一两

上四味，以水五升，煮取二升，去滓，分温再服。

脾脏结，腹中满痛，按之如覆杯，甚则腹大而坚，脉沉而紧，白术枳实桃仁干姜汤主之；若腹中胀痛，不可按，大便初溏后鞭，转矢气者，此为实，大黄厚朴枳实半夏甘草汤主之。(桂本《伤寒杂病论卷第八·辨太阳病脉证并治下》)

79. 白术枳实干姜白蜜汤

术枳姜蜜太阴方，脾气不转腹满胀，
术三姜一白蜜二，两半枳实便硬畅。

白术三两　枳实一两半　干姜一两　白蜜二两
上四味，以水六升，先煮三味，去滓，取三升，纳白蜜烊消，温服一升，日三服。

太阴病，大便反鞭，腹中胀满者，此脾气不转也，宜白术枳实干姜白蜜汤；若不胀满，反短气者，黄芪五物加干姜半夏汤主之。(桂本《伤寒杂病论卷第十·辨太阴病脉证并治》)

80. 白术散

白术散有养胎功，芎牡术椒等份成，
为末酒服一钱匙，日三夜一要记清。

白术　芎䓖　蜀椒〔去目汗〕　牡蛎各等分
上四味，杵为散，酒服一钱匙，日三服，夜一
服。①

妊娠，身有寒湿，或腹痛，或心烦、心痛，不
能饮食，其胎跃跃动者，宜养之，白术散主之。（桂
本《伤寒杂病论卷第十六·辨妇人各病脉证并治》）
【宋】妊娠养胎，白术散主之。

———————

①宋本方药组成及煎服法：白术四分　芎䓖四分　蜀椒三分，
去汗　牡蛎二分　上四味，杵为散，酒服一钱匕，日三服，夜一服。
但苦痛，加芍药；心下毒痛，倍加芎䓖；心烦吐痛，不能食饮，加
细辛一两，半夏大者二十枚，服之后更以醋浆水服之；若呕，以醋
浆水服之复不解者，小麦汁服之，已后渴者，大麦粥服之。病虽愈，
服之勿置。

81. 白头翁汤

白头翁治热毒痢，连柏秦三翁二宜，
清热解毒并凉血，热利下重效神奇。

　　白头翁二两　黄连　黄柏　秦皮各三两
　　上四味，以水七升，煮取二升，去滓，温服一
升，不愈，更服一升。

　　热利下重者，白头翁汤主之。
　　下利，欲饮水者，以有热故也，白头翁汤主之。

82. 白头翁加阿胶甘草汤

白头翁加胶甘汤，下利虚极气血伤，
二两阿胶甘草和，清热滋养莫彷徨。

　　白头翁二两　甘草二两　阿胶二两　黄连三
两　黄柏三两　秦皮三两
　　上六味，以水七升，煮取二升半，去滓，纳胶
烊消，分温三服。

下利，其人虚极者，白头翁加阿胶甘草汤主之。（桂本《伤寒杂病论卷第十一·辨厥阴病脉证并治》）

产后，下利，脉虚极者[1]，白头翁加甘草阿胶汤主之。

---

[1] 脉虚极者：宋本作"虚极"。

83. 白虎加桂枝人参汤

白虎桂枝人参汤，参桂三两疟疾尝，
阴气孤绝阳独发，少气烦悗手足烫。

知母六两　石膏一斤　甘草二两（炙）　粳米二合　桂枝三两　人参三两

上六味，以水一斗，煮米熟汤成，去滓，温服一升，日三服。

师曰：阴气孤绝，阳气独发，则热而少气烦悗，手足热而欲呕，此名疸疟[1]，白虎加桂枝人参汤主之。

---

[1] 此名疸疟：宋本于此后作"若但热不寒者，邪气内藏于心，

外舍分肉之间，令人消铄脱肉"。

84. 白虎加桂枝人参芍药汤

白虎桂枝参芍用，桂一芍二参三请，
发热恶寒中暍病，弦细芤迟便已牟，
前板齿燥口开冲，小劳身热手足冷。

知母六两　石膏一斤（碎，棉裹）　甘草二两
（炙）　粳米六合　桂枝一两　人参三两　芍药二两
上七味，以水八升，煮米熟汤成，温服一升，
日三服。

太阳中暍，发热，恶寒，身重，疼痛，其脉弦
细芤迟，小便已，洒洒然毛耸，手足逆冷，小有劳
身即热，口开，前板齿燥。若发汗，则恶寒甚；加
温针，则发热甚；数下之，则淋甚，<u>白虎加桂枝人
参芍药汤主之。</u>

85. 白虎加桂枝汤

白虎加桂另立方，白虎原方桂三两，

无寒但热为温疟，骨节烦疼呕又妨。

知母六两　石膏一斤　甘草二两（炙）　粳米二
合　桂枝①三两

上五味，以水一斗，煮米熟汤成，去滓，温服
一升，日三服。②

疟病③，其脉如平，身无寒，但热，骨节疼烦，
时作呕，此名温疟，宜白虎加桂枝汤。

————————

①桂枝：宋本作"桂枝去皮"。
②宋本煎服法作"上锉，每五钱，水一盏半，煎至八分，去滓，
温服，汗出愈"。
③疟病：宋本作"温疟者"。

86. 白虎加人参汤

白虎加参汗大倾，阴伤燥烦脉大洪，
原方再益参三两，煮米汤熟就可盛。

知母六两　石膏一斤（碎，棉裹）　甘草二两
（炙）　粳米六合　人参三两

上五味，以水一斗，煮米熟汤成，去滓，温服

一升，日三服。

太阳中热者，暍是也。其人汗出，恶寒，身热而渴，白虎加人参汤主之。

太阳病，服桂枝汤后，大汗出，大烦渴①，脉洪大者，白虎加人参汤主之。

伤寒，若吐，若下后，七八日不解，热结在里，表里俱热，时时恶风，大渴，舌上干燥而烦，欲饮水数升者，白虎加人参汤主之。

伤寒，脉浮，发热，无汗，其表不解，当发汗，不可与白虎汤。渴欲饮，无表证者，白虎加人参汤主之。

伤寒，无大热，口燥渴，心烦，背微恶寒者，白虎加人参汤主之。

阳明病，渴欲饮水，口干舌燥者，白虎加人参汤主之。

---

①大烦渴：宋本作"大烦渴不解"。

87. 白虎加地黄汤

白虎加地六两用，腹满而利利后痛，

唇口干燥病温致，留久移于中焦生。

知母六两　石膏一斤（碎）甘草二两（炙）粳米六合　地黄六两

上五味，以水一斗，煮米熟汤成，去滓，温服一升，日三服。

病温，治不得法，留久移于三焦，其在上焦，则舌蹇，神昏，宜栀子汤；其在中焦，则腹痛而利，利后腹痛，唇口干燥，宜白虎加地黄汤；其在下焦，从腰以下热，齿黑，咽干，宜百合地黄牡丹皮半夏茯苓汤。（桂本《伤寒杂病论卷第四·温病脉证并治第六》）

88. 白虎加人参黄连阿胶汤

白虎参连阿胶汤，参连用三胶二两，
伤暑发热汗出渴，脉浮而大中暍伤。

知母六两　石膏一斤（碎，棉裹）甘草二两（炙）粳米六合　人参三两　黄连三两　阿胶二两

上七味，以水一斗，先煮六味，米熟汤成，去滓，纳胶烊消，温服一升，日三服。

伤暑，发热，汗出，口渴，脉浮而大，名曰中暍，白虎加人参黄连阿胶汤主之。（桂本《伤寒杂病论卷第五·伤暑病脉证并治第七》）

89. 白虎汤

白虎阳明辨非难，燥热烦渴用之然，
知六膏斤甘二两，六合粳米煮熟餐。

知母六两　　石膏一斤（碎）　甘草二两（炙）　粳米六合

上四味，以水一斗，煮米熟汤成，去滓，温服一升，日三服。

传阳明，脉大而数，发热，汗出，口渴，舌燥，宜白虎汤。不差，与承气汤。（桂本《伤寒杂病论卷第三·伤寒例第四》）

病秋温，其气在中，发热，口渴，腹中热痛；下利便脓血，脉大而短涩，地黄知母黄连阿胶汤主之；不便脓血者，白虎汤主之。（桂本《伤寒杂病论卷第四·温病脉证并治第六》）

风温者，因其人素有热，更伤于风，而为病也，脉浮弦而数，若头不痛者，桂枝去桂加黄芩牡丹汤主之。若伏气病温，误发其汗，则大热烦冤，唇焦，目赤，或衄，或吐，耳聋；脉大而数者，宜白虎汤；大实者，宜承气辈；若至十余日则入于里，宜黄连阿胶汤。何以知其入里？以脉沉而数、心烦不卧，故知之也。（桂本《伤寒杂病论卷第四·温病脉证并治第六》）

燥病，色黄，腹中痛不可按，大便难，脉数而滑，此燥邪乘脾也，白虎汤主之。（桂本《伤寒杂病论卷第五·伤燥病脉证并治第十》）

太阳病，服桂枝汤后，大汗出，脉洪大者，与白虎汤[1]；若形似疟，一日再发者，汗出必解，宜桂枝二麻黄一汤。

伤寒，脉浮滑，此以里有热、表无寒也[2]，白虎汤主之。

伤寒，脉滑而厥者，里有热也，白虎汤主之。

三阳合病，腹满，身重，难以转侧，口不仁，面垢；若发汗则谵语、遗尿[3]；下之则手足逆冷，额上出汗；若自汗者，宜白虎汤；自利者，宜葛根黄连黄芩甘草汤。

---

①与白虎汤：宋本作"与桂枝汤，如前法"。

②里有热、表无寒也：宋本作"表有热，里有寒"。
③若发汗则谵语、遗尿：宋本作"谵语遗尿，发汗则谵语"。

90. 白通加猪胆汁汤

白通加猪胆汁汤，五合人尿胆一尝，
厥逆无脉利不止，干呕烦来神亦伤。

葱白四茎　干姜一两　附子一枚（生用，去皮，破八片）　人尿五合　猪胆汁一合

上五味，以水三升，先煮三物，取一升，去滓，内人尿、猪胆汁，和令相得，分温再服。若无胆汁，亦可用。

少阴病，下利，脉微者，与白通汤；利不止，厥逆无脉，干呕烦者，白通加猪胆汁汤主之。服汤后，脉暴出者死，微续者生。

91. 白通汤

白通要用一两姜，一枚生附来回阳，
少阴下利脉微者，四茎葱白邪亦匡。

葱白四茎　干姜一两　附子一枚（生用，去皮，破八片）

上三味，以水三升，煮取一升，去滓，分温再服。

少阴病，下利，白通汤主之。

少阴病，下利，脉微者，与白通汤；利不止，厥逆无脉，干呕烦者，白通加猪胆汁汤主之。服汤后，脉暴出者死，微续者生。

92. 白散方①

三物白散要细看，一分巴豆熬黑研，
三分桔贝共来杵，寒实结胸可得痊，
利与不利粥热冷，强人半匙羸者减。

桔梗三分　巴豆一分（去皮心，熬黑研如脂）贝母三分

上三味为散②，更于臼中杵之，以白饮和服，强人半钱匙，羸者减之。病在膈上必吐，在膈下必利。不利，进热粥一杯；利不止，进冷粥一杯。③

病在阳，应以汗解之，反以冷水潠之，若灌之，其热被劫不得去，弥更益烦，肉上粟起，意欲饮水，反不渴者，服文蛤散。若不差者，与五苓散。寒实结胸，无热证者，与三物小陷胸汤，白散亦可服。

【宋】《外台》桔梗白散：治咳而胸满，振寒脉数，咽干不渴，时出浊唾腥臭，久久吐脓如米粥者，为肺痈。

———————

①白散方：宋本作"三物小白散"，《外台》方名为"桔梗白散"。

②上三味为散：宋本此后有"内巴豆"三字。

③宋本《伤寒论》于此后有"身热皮粟不解，欲引衣自覆，若以水潠之、洗之，益令热却不得出，当汗而不汗则烦。假令汗出已，腹中痛，与芍药三两如上法"。

宋本《金匮要略》煎服法为：上三味，为散，强人饮服半钱匕，羸者减之。病在膈上者吐脓血，膈下者泻出，若下多不止，饮冷水一杯则定。

93.白蜜煎

白蜜煎方属阳明，参一地六麻一升，
动作头痛而短气，潮热白蜜八合用。

人参一两　地黄六两　麻仁一升　白蜜八合

上四味，以水一斗，先煎三味，取五升，去滓，纳蜜，再煎一二沸，每服一升，日三夜二。

动作头痛，短气，有潮热者，属阳明也，白蜜煎主之。（桂本《伤寒杂病论卷第九·辨阳明病脉证并治》）

94. 瓜蒂散

瓜蒂散方气在上，宿食痰涎用此方，
瓜豆一分别捣筛，为散合治钱匙量，
香豉一合煮如糜，去滓和散顿服尝。

瓜蒂一分（熬）　赤小豆一分

上二味，各别捣筛，为散已，合治之，取一钱匙，以香豉一合，用热汤七合，煮作稀糜，去滓，取汁和散，温顿服之，不吐者，少少加，得快吐乃止。诸亡血虚家，不可与。①

胸中满，欲吐不吐，下利时疏，无寒热，腹中绞痛，寸口脉弱而结者，此宿食在上故也，宜瓜蒂散。（桂本《伤寒杂病论卷第十二·辨霍乱吐利病脉证并治》）

病如桂枝证，头不痛，项不强，寸脉微浮，胸中痞鞕，气上冲咽喉，不得息者，此为胸有寒也，当吐之，宜瓜蒂散。

宿食在上脘者，法当吐之，宜瓜蒂散。

病人手足厥冷，脉乍紧者，邪结在胸中，心下满而烦，饥不能食者，病在胸中，当须吐之，宜瓜蒂散。

---

①宋本《金匮要略》方药组成与煎服法为：瓜蒂一枚，熬黄　赤小豆一分，煮

上二味，杵为散，以香豉七合煮取汁，和散一钱匕，温服之。不吐者，少加之，以快吐为度而止。

95. 半夏干姜散

半夏干姜散治吐，干呕吐逆涎沫出，
等分为散取寸匕，浆水升半煮顿服。

半夏　干姜 各等分
上二味，杵为散，取方寸匙，浆水一升半，煮取七合，顿服之。

干呕，吐逆，吐涎沫，半夏干姜散主之。

96. 半夏泻心汤

半夏泻心虚痞推，姜芩参甘三两随，
枣枚十二夏半升，连一去滓再煎煨。

半夏半升〔洗〕 黄芩三两 干姜三两 人参三两 甘草三两〔炙〕 黄连一两 大枣十二枚〔劈〕

上七味，以水一斗，煮取六升，去滓，再煮取三升，温服一升，日三服。

伤寒五六日，呕而发热者，柴胡汤证具，而以他药下之，柴胡证仍在者，复与柴胡汤。此虽已下之，不为逆，必蒸蒸而振，却发热汗出而解。若心下满而鞭痛者，此为结胸也，大陷胸汤主之；但满而不痛者，此为痞，柴胡不中与之，宜半夏泻心汤。

【宋】呕而肠鸣，心下痞者，半夏泻心汤主之。

97. 半夏茯苓汤

半夏茯苓一升夏，四苓二泽一姜加，
渴欲饮水饮即吐，水在膈上太阴法。

半夏一升　茯苓四两　泽泻二两　干姜一两

上四味，以水四升，煮取三升，去滓，分温再服，小便利，则愈。

太阴病，渴欲饮水，饮水即吐者，此为水在膈上，宜半夏茯苓汤。（桂本《伤寒杂病论卷第十·辨太阴病脉证并治》）

98. 半夏厚朴茯苓生姜汤①

半夏厚朴治痰气，咽中有物灸脔急，
一升半夏二苏叶，三朴四苓五姜宜。

半夏一升　厚朴三两　茯苓四两　生姜五两　苏叶二两

上五味，以水一斗②，煮取四升，去滓，分温四服，日三服，夜一服。苦痛者，去苏叶，加桔梗二两。

妇人咽中如有炙脔者，半夏厚朴茯苓生姜汤主之。

99. 半夏麻黄丸

半夏麻黄疗惊悸，胸痹缘由痰饮郁，
等份为末蜜和丸，饮服如豆三丸驱。

半夏　麻黄各等分
上二味，末之，炼蜜和丸，如小豆大，饮服三
丸，日三服。

胸痹，心下悸者，责其有痰也，半夏麻黄丸主
之。

100. 半夏散及汤

半夏散及汤桂甘，等分为散寸匙安，
若煎倍量当微冷，少少咽之咽痛痊。

半夏（洗） 桂枝^① 甘草（炙）

上三味，等分，各别捣筛已，合治之，白饮和服方寸匕，日三服。若不能散服者，以水一升，煎七沸，纳散两方寸匕，更煎三沸，下火令小冷，少少咽之^②。

少阴病，咽中痛，脉反浮者，半夏散及汤主之。

————————

①桂枝：宋本作"桂枝（去皮）"。

②少少咽之：宋本于此后有"半夏有毒，不当散服"。

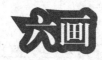

六画

101. 地黄半夏牡蛎酸枣仁汤

地夏牡蛎枣仁汤，半升半夏六地黄，
枣仁三两牡蛎二，发热不潮阳旦方，
昏睡不安夜半静，汗出咽干亦可匡。

地黄六两　半夏半升　牡蛎二两　酸枣仁三两
上四味，以水四升，煮取二升，分温再服。

阳旦证，发热不潮，汗出，咽干，昏睡不安，夜半反静者，宜地黄半夏牡蛎酸枣仁汤主之；若口渴，烦躁，小便赤，谵语者，竹叶石膏黄芩泽泻半夏甘草汤主之。(桂本《伤寒杂病论卷第六·辨太阳病脉证并治上》)

102. 地黄知母黄连阿胶汤

地知连胶秋温病，地八知四连三用，
阿胶一两来烊化，发热口渴温邪盛，
腹中热痛便脓血，脉大短涩气在中。

地黄八两　知母四两　黄连三两　阿胶一两
上四味，以水一斗，先煮三味，取三升，去滓，
纳胶烊消，温服一升，日三服。

病秋温，其气在中，发热，口渴，腹中热痛，
下利便脓血，脉大而短涩，地黄知母黄连阿胶汤主
之；不便脓血者，白虎汤主之。(桂本《伤寒杂病论
卷第四·温病脉证并治第六》)

103. 地黄黄柏黄连半夏汤

地黄黄柏连夏汤，地八柏六连三两，
半夏一升用水洗，热邪移肾设此方，
热病伤津脉沉数，咽干足热腰痛匡。

地黄半斤　黄柏六两　黄连三两　半夏一升

（洗）

上四味，以水八升，煮取三升，去滓，温服一升，日三服。

热病，咽中干，腰痛，足热，脉沉而数，此热邪移肾也，地黄黄柏黄连半夏汤主之。(桂本《伤寒杂病论卷第五·热病脉证并治第八》)

104. 地黄黄柏秦皮茯苓泽泻汤

地黄黄柏秦苓泽，秦二泽一地六设，
温邪移肾柏苓三，腰下水气病发热，
脉急而数下尺中，少腹热痛小便数。

地黄六两　黄柏三两　秦皮二两　茯苓三两　泽泻一两

上五味，以水八升，煮取三升，去滓，温服一升，日三服。

病温，发热，腰以下有水气，甚则少腹热痛，小便赤数，脉急而数下尺中者，此温邪移肾也，地黄黄柏秦皮茯苓泽泻汤主之。(桂本《伤寒杂病论卷第四·温病脉证并治第六》)

105. 地黄黄柏茯苓栝蒌汤

地柏苓蒌燥移肾，地黄六两四蒌根，
黄柏茯苓各三两，燥病咽干咽痛擒，
少腹急痛小便赤，脉沉而急证可寻。

地黄六两　黄柏三两　茯苓三两　栝蒌根四两

上四味，以水六升，煮取三升，去滓，温服一
升，日三服

燥病，咽干，喉痛，少腹急痛，小便赤，脉沉
而急，此燥邪移肾也，地黄黄柏茯苓栝蒌汤主之。
(桂本《伤寒杂病论卷第五·伤燥病脉证并治第十》)

106. 芍药甘草汤

芍药甘草四两均，两脚拘挛病在筋，
阳旦误投燥热剂，酸甘相济即时伸。

芍药四两　甘草四两（炙）

上二味，以水三升，煮取一升五合，去滓，分
温再服。

问曰：太阳病，其证备，按桂枝法治之而增剧，厥逆，咽中干，烦躁，吐逆，谵语，其故何也？师曰：此阳旦证，不可攻也。寸口脉浮，浮为风，亦为虚。风则生热，虚则挛急，误攻其表则汗出亡阳，汗多则液枯，液枯则筋挛，阳明内结则烦躁谵语，用甘草干姜以复其阳，甘草芍药以救液，调胃承气以止其谵语。此坏病之治，必随脉、证也。（桂本《伤寒杂病论卷第六·辨太阳病脉证并治上》）

伤寒，脉浮，自汗出，小便数，心烦，微恶寒，脚挛急，反与桂枝汤，欲攻其表，此误也，得之便厥，咽中干，烦燥，吐逆者，作甘草干姜汤与之，以复其阳；若厥愈、足温者，更作芍药甘草汤与之，其脚即伸；若胃气不和，谵语者，少与调胃承气汤；若重发汗，复加烧针者，四逆汤主之。

【宋】问曰：证象阳旦，按法治之而增剧，厥逆，咽中干，两胫拘急而谵语。师曰：言夜半手足当温，两脚当伸，后如师言。何以知此？答曰：寸口脉浮而大，浮为风，大为虚，风则生微热，虚则两胫挛，病形象桂枝，因加附子参其间，增桂令汗出，附子温经，亡阳故也。厥逆，咽中干，烦躁，阳明内结，谵语烦乱，更饮甘草干姜汤，夜半阳气还，两足当热，胫尚微拘急，重与芍药甘草汤，尔乃胫伸，以承气汤微溏，则止其谵语，故知病可愈。

107. 芍药甘草附子汤

芍药甘草附子汤，汗后恶寒体虚酿，
芍甘三两益阴气，一枚附子可助阳。

芍药三两　甘草三两（炙）　附子一枚（炮，去皮，破八片）

上三味，以水五升，煮取一升五合，去滓，分温三服。

发汗，病不解，反恶寒者，虚故也，芍药甘草附子汤主之。

108. 百合贝母茯苓桔梗汤

百合贝母苓桔汤，百合七枚渍沫良，
苓贝三两桔梗二，脉短而涩喜悲伤，
胸中闭塞喘或咳，肺脏结病用此方。

百合七枚（洗去沫）　贝母三两　茯苓三两　桔梗二两

上四味，以水七升，煮取三升，去滓，温服一升，日三服。

肺脏结，胸中闭塞，喘、咳、善悲，脉短而涩，百合贝母茯苓桔梗汤主之；若咳而唾血，胸中痛，此为实，葶苈栝蒌桔梗牡丹汤主之。(桂本《伤寒杂病论卷第八·辨太阳病脉证并治下》)

109. 百合地黄加牡蛎汤

百合地黄加蛎汤，百合七枚蛎二两，
水渍百合牡蛎煮，地汁一升纳煎尝，
伤暑汗已发热嘶，烦躁浮数肺液伤。

百合七枚　地黄汁一升　牡蛎二两
上三味，先以水洗百合，渍一宿，当白沫出，去其水，另以泉水二升，煮二味，取一升，去滓，纳地黄汁，煮取一升五合，分温再服。

伤暑，汗出已，发热，烦躁，声嘶，脉反浮数者，此为肺液伤，百合地黄加牡蛎汤主之。(桂本《伤寒杂病论卷第五·伤暑病脉证并治第七》)

*110.*百合地黄牡丹皮半夏茯苓汤

**百合地丹夏苓汤，地夏一升丹六两，
齿黑咽干腰下热，百合七枚苓四详。**

百合七枚（劈） 地黄汁一升 牡丹皮六两 半夏一升 茯苓四两

上五味，先以水洗百合，渍一宿，当白沫出，去其水，别以水二升，煮取一升，去滓。别以泉水四升，煮三味，取二升，去滓，纳地黄汁与百合汁，更上火，令沸，温服一升，日三服。

病温，治不得法，留久移于三焦；其在上焦，则舌蹇，神昏，宜栀子汤；其在中焦，则腹痛而利，利后腹痛，唇口干燥，宜白虎加地黄汤；其在下焦，从腰以下热，齿黑，咽干，宜百合地黄牡丹皮半夏茯苓汤。（桂本《伤寒杂病论卷第四·温病脉证并治第六》）

*111.*百合地黄汤

百合地黄病如初，未曾经过汗下吐，

七枚百合煎去滓，地汁一升纳再煮。

百合七枚[1]　地黄汁[2]一升

上二味，先洗煮百合，渍一宿，当白沫出，去其水，别以泉水二升，煮取一升，去滓，纳地黄汁，煎取一升五合，分温再服。中病，勿更服。大便当如漆。

百合病，不经发汗、吐、下，病形如初者，百合地黄汤主之。

_____

①七枚：宋本作"七枚擘"。
②地黄汁：宋本作"生地黄汁"。

112. 百合鸡子黄汤[1]

百合鸡子黄汤佑，百合见于吐之后，
七枚百合洗煮汁，纳黄搅匀顿服优。

百合七枚[2]　鸡子黄一枚

上二味，先洗煮百合，渍一宿，当白沫出，去其水，别以泉水二升，煮取一升，去滓，纳鸡子黄，搅匀，顿服之[3]。

百合病，见于吐之后者，百合鸡子黄汤主之。

————

①百合鸡子黄汤：宋本作"百合鸡子汤"。
②七枚：宋本作"七枚擘"。
③顿服之：宋本作"煎五合，温服"。

113. 百合知母汤

百合知母煎法多，七枚百合渍去沫，
知母三两各单煮，煮后合汁再煎喝。

百合七枚①　知母三两②
上二味，先以水洗百合，渍一宿，当白沫出，去其水，另以泉水二升，煮取一升，去滓。别以泉水二升，煮知母，取一升，去滓，后合煎取一升五合，分温再服。

百合病，见于发汗之后者，百合知母汤主之。

————

①七枚：宋本作"七枚擘"。
②三两：宋本作"三两切"。

*114.*百合洗方

百合洗方治口渴，一月不解病久者，
百合一升水一斗，渍之一宿洗身彻，
洗已食之用煮饼，勿以盐豉要记得，
渴不瘥者更方用，栝楼牡蛎散来克。

百合一升

上一味，以水一斗，渍之一宿，以洗身。洗已，食煮饼，勿以盐豉也。

百合病，一月不解，变成渴者，百合洗方主之；不差[1]，栝蒌牡蛎散主之。

---

[1]不差：宋本作"百合病渴不差者"。

*115.*百合滑石代赭汤[1]

百合滑石代赭汤，七枚百合先煎量，
赭如弹丸滑三两，煎后合汁重煎彰。

百合七枚[2]　滑石三两[3]　代赭石如弹丸大[4]

（碎，棉裹）

上三味，以水先洗、煮百合，渍一宿，当白沫出，去其水，别以泉水二升，煮二味⑤，取一升，去滓，合和重煎，取一升五合，分温再服。

百合病，见于下之后者，百合滑石代赭汤主之。

---

①百合滑石代赭汤：宋本作"滑石代赭汤"。
②七枚：宋本作"七枚擘"。
③三两：宋本作"三两　碎，棉裹"。
④弹丸大：宋本作"弹丸大一枚"。
⑤别以泉水二升，煮二味：宋本作"更以泉水二升，煎取一升，去滓；别以泉水二升煎滑石、代赭"。

116.百合滑石散

百合滑石一二散，百合病变发热研，
饮服方寸日三服，微利热服勿再餐。

百合一两（炙）　滑石二两①
上二味为散，饮服方寸匙，日三服，当微利，热除，则止后服。

百合病，变发热者，百合滑石散主之。

---

①二两：宋本为"三两"。

117. 当归贝母苦参丸

当归贝母苦参丸，饮食如故小便难，
四两等份共蜜和，口服三粒至十丸。

当归四两　贝母四两　苦参四两
上三味，末之，炼蜜为丸，如小豆大，饮服三
丸，日三服①。

妊娠，小便难，饮食如故，当归贝母苦参丸主
之。

---

①日三服：宋本作"加至十丸"。

118. 当归四逆加人参附子汤

当归四逆加参附，附子一枚参三入，
脉细欲绝手足寒，养血驱寒荣卫补。

当归三两　桂枝三两（去皮）　芍药三两　细辛三两　甘草二两（炙）　木通①二两　大枣二十五枚（劈）　人参三两　附子一枚（炮，去皮，破八片）

上九味，以水八升，煮取三升，去滓，温服一升，日三服。

伤寒，手足厥逆②，脉细欲绝者，当归四逆加人参附子汤主之。若其人内有久寒者，当归四逆加吴茱萸生姜附子汤主之；

①木通：宋本作"通草"。
②手足厥逆：宋本作"手足厥寒"。

119. 当归四逆加吴茱萸生姜附子汤

当归四逆萸姜附，内有久寒可祛出，

生姜半斤附一枚，吴萸二升力够足。

吴茱萸二升　生姜半斤（切）　附子一枚（炮，去皮，破八片）　当归三两　桂枝三两（去皮）　芍药三两　细辛三两　甘草二两（炙）　木通①二两　大枣二十五枚（劈）

上十味，以水六升，清酒六升，和煮取三升，温服一升，日三服。

伤寒，手足厥逆②，脉细欲绝者，当归四逆加人参附子汤主之；若其人内有久寒者，当归四逆加吴茱萸生姜附子汤主之。

---

①木通：宋本作"通草"。
②手足厥逆：宋本作"手足厥寒"。

120. 当归四逆汤

当归四逆少阴方，归芍辛桂通三两，
二十五枣甘草二，养荣和卫身痛康。

当归三两　芍药三两　桂枝三两①　细辛三

两 木通三两② 甘草二两（炙） 大枣二十五枚
（劈）

上七味，以水八升，煮取三升，去滓，温服一
升，日三服。

少阴病，脉微而弱，身痛如掣者，此荣卫不和
故也，当归四逆汤主之。（桂本《伤寒杂病论卷第
十一·辨少阴病脉证并治》）

【宋】手足厥寒，脉细欲绝者，当归四逆汤主
之。

【宋】下利脉大者，虚也，以强下之故也。设脉
浮革，因尔肠鸣者，属当归四逆汤。

———

①三两：宋本作"三两去皮"。
②木通三两：宋本作"通草二两"。

121. 当归生姜羊肉汤

当归生姜羊肉汤，寒疝腹痛是良方，
斤肉三归五生姜，产后绞痛虚寒伤，
寒多增姜到一斤，痛多而呕橘术赏，
橘二术一来增加，祛痰止呕中气匡。

当归三两　生姜五两　羊肉一斤

上三味，以水八升，煮取三升，温服七合，日三服。寒多者，加生姜成一斤；痛多而呕者，加橘皮二两、白术一两。加生姜者，亦加水五升，煮取三升二合，分温三服①。

寒疝，腹中痛，若胁痛里急者，当归生姜羊肉汤主之。

产后腹中疙痛，若虚寒不足者，当归生姜羊肉汤主之②。

———————

①分温三服：宋本作"服之"。
②当归生姜羊肉汤主之：宋本于此后有"并治腹中寒疝，虚劳不足"。

122. 当归芍药散

当归芍药腹痛绵，三两归芎润且宣，
芍药一斤泽减半，苓术四两妙盘旋。

当归三两　芍药一斤　茯苓四两　白术四

两　泽泻半斤　芎䓖三两①

上六味，杵为散，取方寸匙，温酒和，日三服。

妇人怀妊②，腹中疠痛，当归芍药散主之。

妇人腹中诸病痛者，当归芍药散主之，<u>小建中汤亦主之。</u>

---

①三两：宋本作"半斤，一作三两"。
②妊：宋本作"娠"。

123. 当归附子汤

**当归附子治合病，连柏参三归四用，
一枚附子用大者，囊缩而厥耳聋情，
水浆不入细参脉，弦急细散乍转凭。**

当归四两　附子大者一枚（炮，去皮，破八片）　人参三两　黄连三两　黄柏三两

上五味，以水六升，煮取三升，温服一升，日三服。

三日少阳受之，即与厥阴俱病，则耳聋，囊缩

而厥，水浆不入，<u>脉乍弦乍急，乍细乍散，宜当归</u><u>附子汤主之。</u>（桂本《伤寒杂病论卷第三·伤寒例第四》）

124. 当归散

当归散方围产用，无病常服保身平，
归芩芍用一斤，八术酒服寸匙盛。

当归一斤　黄芩一斤　芍药一斤　芎劳一斤　白术半斤

上五味，杵为散，酒服方寸匙，日再服①。

妇人妊娠，<u>身无他病，</u>宜常服当归散，<u>则临产</u><u>不难，产后亦免生他病。</u>

---

①日再服：宋本此句后有"妊娠常服即易产，胎无苦疾，产后百病悉主之"。

125. 竹叶石膏黄芩泽泻半夏甘草汤

竹石芩泽夏甘责，阳旦谵语便赤渴，
半夏半升竹两把，膏八芩三二甘泽。

竹叶两把　石膏半斤（棉裹）　黄芩三两　泽泻二两　半夏半升　甘草二两

上六味，以水五升，煮取三升，去滓，温服一升，日三服。

阳旦证，发热不潮，汗出，咽干，昏睡不安，夜半反静者，宜地黄半夏牡蛎酸枣仁汤主之；若口渴，烦躁，小便赤，谵语者，竹叶石膏黄芩泽泻半夏甘草汤主之。（桂本《伤寒杂病论卷第六·辨太阳病脉证并治上》）

126. 竹叶石膏汤

竹叶石膏暑伤肺，粳夏半升膏斤肥，
竹叶两把冬一升，三参二甘元气回，
六味先煎取其汁，米入汤熟可和胃。

竹叶两把　粳米半升①　半夏半升（洗）　石膏一斤　人参三两②　麦门冬一升③甘草二两（炙）

上七味，以水一斗，先煮六味，取六升，去滓，纳粳米，煮取米熟汤成，温服一升，日三服。

伤暑，肺先受之。肺为气府，暑伤元气，寸口脉弱，口渴，汗出，神昏，气短，竹叶石膏汤主之。（桂本《伤寒杂病论卷第五·伤暑病脉证并治第七》）

伤寒解后，虚羸少气，气逆欲吐，竹叶石膏汤主之。

────────

①半升：宋本作"半斤"。
②三两：宋本作"二两"。
③麦门冬一升：宋本于其后有"去心"二字。

127. 竹叶石膏杏子甘草汤

竹石杏甘燥干肺，杏枚三十甘二随，
半斤石膏竹一把，燥热伤津此方喂。

竹叶一把　石膏半斤　杏仁三十枚（去皮尖）甘草二两

上四味，以水五升，煮取三升，去滓，温服一升，日三服。

燥病，口渴，咽干，喘，咳，胸满痛，甚则唾血，脉浮短而急，此燥邪干肺也，竹叶石膏杏子甘草汤主之；若移于大肠，则大便难，口渴，欲饮热，脉急大在下者，麻仁白蜜煎主之。（桂本《伤寒杂病论卷第五·伤燥病脉证并治第十》）

128. 竹叶汤

竹叶汤疗产后风，喘热头痛面正红，
枣枚十五竹一把，参甘桔一共来用，
生姜五两葛根三，脉来弦数有热情，
宋本尚有防桂附，防桂各一附枚请，
项强附子大者用，半升半夏呕逆平。

竹叶一把　葛根三两　桔梗一两　人参一两　甘草一两　生姜五两　大枣十五枚（劈）[①]

上七味，以水八升，煮取三升，去滓，温服一升，日三服[②]。

产后中风，发热，面赤，头痛，汗出而喘[③]，脉弦数者，竹叶汤主之。

─────────

129. 竹皮大丸

竹皮大丸妇人医，烦乱呕逆乳中虚，
二分膏茹一桂薇，七分甘草枣丸泥，
有热白薇需加倍，烦喘柏实一分益。

竹茹二分　石膏二分　桂枝一分　甘草七分　白薇一分

上五味，末之，枣肉和丸，如弹子大，饮服一丸，日三服，夜二服。有热者倍白薇，烦喘者加柏实一分。

产后烦乱，呕逆，无外证者，此乳中虚也，竹皮大丸主之。

【宋】妇人乳中虚，烦乱呕逆，安中益气，竹皮

六画

127

大丸主之。

130. 竹茹半夏汤

竹茹半夏二蒌根，夏半苓三竹二均，
伤暑发热无汗出，水行皮中浮滑寻，
先以热水灌其身，汗出之后用之神。

竹茹二两　栝蒌根二两　茯苓三两　半夏半升
上四味，以水五升，煮取三升，分温三服。

伤暑，发热，无汗，水行皮中故也，脉必浮而
滑，先以热水灌之，令汗出，后以竹茹半夏汤与之。
（桂本《伤寒杂病论卷第五·伤暑病脉证并治第七》）

131. 防己茯苓汤

防己茯苓皮水求，四肢聂聂动无休，
芪桂己三茯六两，二两甘草补中州。

防己三两　黄芪三两　桂枝三两　茯苓六两　甘
草二两（炙）

上五味，以水六升，煮取三升①，分温三服。

皮水②，四肢肿，水气在皮肤中，四肢聂聂动者，防己茯苓汤主之。

---

①三升：宋本作"二升"。
②皮水：宋本作"皮水为病"。

132. 防己黄芪汤

防己黄芪水因风，术甘姜枣营卫行，
脉浮身重汗恶风，风水风湿表湿呈。①

防己二两　甘草一两（炙）白术一两　黄芪二两　生姜一两　大枣十二枚（劈）

上六味，以水一斗，煮取五升，去滓，再煎取三升，温服一升，日三服。②喘者，加麻黄五分③；胃中不和者，加芍药三分；气上冲者，加桂枝三分；下有陈寒者，加细辛三分。服后当如虫行皮中，从腰下如冰，后坐被上，又以一被绕之，温令有微汗差。

风湿，脉浮，身重，汗出，恶风者，防己黄芪汤主之。

风水，脉浮，身重，汗出，恶风者，防己黄芪汤主之④。

【宋】《外台》防己黄芪汤　治风水，脉浮为在表，其人或头汗出，表无他病，病者但下重，从腰以上为和，腰以下当肿及阴，难以屈伸。

①桂本与宋本剂量出入较大，故此方歌不设剂量。
②宋本方药组成与煎服法：防己一两　甘草半两（炒）　白术七钱半　黄芪一两一分（去芦）上锉麻豆大，每抄五钱匕，生姜四片，大枣一枚，水盏半，煎八分，去滓，温服，良久再服。
③五分：宋本作"半两"。
④防己黄芪汤主之：宋本于此后有"腹痛加芍药"。

133. 防己椒目葶苈大黄丸①

己椒苈黄一两均，为末蜜丸梧桐匀，
肠间水气病腹满，口舌干燥一丸忕，
宋本更有加减法，渴者加硝半两进。

防己　椒目　葶苈②　大黄各一两

上四味，捣筛，炼蜜为丸，如梧桐子大，先食饮服一丸，日三服，不知稍增③。

腹满，口舌干燥，肠间有水气者，防己椒目葶
苈大黄丸主之。

---

①防己椒目葶苈大黄丸：宋本方名为"己椒苈黄丸"。
②葶苈：宋本作"葶苈熬"。
③不知稍增：宋本于此后有"口中有津液，渴者，加芒硝半
两"。

*134.*红蓝花酒

红蓝花酒妇人尝，六十二风义未详，
腹中气血如刺痛，一斗酒煮花一两。

红蓝花一两
上一味，以酒一斗①，煎减半，去滓，分温再服②。

妇人六十二种风证，腹中气血如刺痛者，红蓝
花酒主之。

---

①一斗：宋本作"一大升"。
②去滓，分温再服：宋本作"顿服一半，未止再服"。

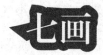

七画

135. 麦门冬汤

麦门冬汤因火逆，七升麦冬夏升一，
枣枚十二粳三合，参甘二两补正气。

麦门冬七升　半夏一升　人参二两　甘草二两（炙）　粳米三合　大枣十二枚

上六味，以水一斗二升，煮取六升，去滓，温服一升，日三服，夜三服①。

咳而上气②，咽喉不利，脉数者③，麦门冬汤主之。

————————

①日三服，夜三服：宋本作"日三夜一服"。
②咳而上气：宋本作"大逆上气"。
③脉数者：宋本作"止逆下气者"。

136. 赤石脂禹余粮汤

仲景赤石禹粮汤，赤石余粮一斤匡，
利在下焦病可探，理中不应宜此方。

赤石脂一斤〔碎〕　太乙禹余粮一斤〔碎〕
上二味，以水六升，煮取三升①，去滓，分温三服。

伤寒，服汤药下之，利不止，心下痞鞕，服泻心汤不已，复以他药下之，利益甚，医以理中与之，利仍不止。理中者，理中焦，此利在下焦故也，赤石脂禹余粮汤主之。复不止者，当利其小便。

————————

①三升：宋本作"二升"。

137. 赤豆当归散①

赤豆当归症多端，脉数无热病微烦，
目赤眦黑脓已成，赤豆生芽曝令干，
更有下血亦可治，先血后便可安然。

赤小豆三升（浸，令芽出，曝干） 当归十两[2]

上二味，杵为散，浆水服方寸匙，日三服。

病者脉数，无热，微烦，默默，但欲卧，汗出，初得之三、四日，目赤如鸠眼，七、八日，目四眥黑，若能食者，脓已成也，赤豆当归散主之。

下血，先血而便者[3]，此近血也，赤豆当归散主之。

————————

①赤豆当归散：宋本作"赤豆当归散"或"赤小豆当归散"，当归用量各个版本出入较大，故方歌不录剂量。

②当归十两：宋本作"当归三两"。

③先血而便者：宋本作"先血后便"。

138. 连翘阿胶半夏赤小豆汤

连翘阿胶夏豆用，或在心下心中痛，
郁郁不乐脉大涩，心脏结病显奇功，
一两半胶连翘二，三两小豆夏半升。

连翘二两　阿胶一两半　半夏半升（洗）　赤小豆三两

上四味，以水四升，先煮三物，取二升，去滓，纳胶烊消，温服七合，日三服。

心脏结，则心中痛，或在心下，郁郁不乐，脉大而涩，连翘阿胶半夏赤小豆汤主之；若心中热痛而烦，脉大而弦急者，此为实也，黄连阿胶半夏桃仁茯苓汤主之。(桂本《伤寒杂病论卷第八·辨太阳病脉证并治下》)

*139.*吴茱萸汤

吴茱萸汤三两参，一升吴萸洗后存，
枣枚十二生姜六，吐利头疼是寒侵。

吴茱萸一升(洗)　人参三两　生姜六两(切)　大枣十二枚(擘)

上四味，以水七升，煮取二升，去滓，温服七合，日三服。

何谓脏结？师曰：脏结者，五脏各具，寒热攸分，宜求血分，虽有气结，皆血为之。假令肝脏结，则两胁痛而呕，脉沉弦而结者，宜吴茱萸汤；若发热不呕者，此为实，脉当沉弦而急，桂枝当归牡丹

皮桃仁枳实汤主之。(桂本《伤寒杂病论卷第八·辨太阳病脉证并治下》)

食谷欲呕者，属阳明也，吴茱萸汤主之。得汤反剧者，属上焦也，小半夏汤主之。

趺阳脉微而弦，法当腹满，若不满者，必大便难，两胠疼痛，此为虚寒，当温之①，宜吴茱萸汤。

少阴病，吐，利，手足逆冷，烦躁欲死者，吴茱萸汤主之。

呕而胸满者，吴茱萸汤主之。

干呕，吐涎沫，头痛者，吴茱萸汤主之。

①此为虚寒，当温之：宋本作"此虚寒从下上也，当以温药服之"。

140. 牡蛎泽泻散

牡蛎泽泻散如何，病瘥腰下水气多，
商荳蒌根蜀漆藻，等分异捣白中和，
白饮和服方寸匙，便利止服日三喝。

牡蛎① 泽泻 栝蒌根 蜀漆（洗去腥）② 葶苈子（熬） 商陆根（熬） 海藻（洗去腥）③

上七味，等分，异捣，下筛为散，更入臼中治之。白饮和服方寸匙，日三服。小便利，止后服。

大病差后，从腰以下有水气者，牡蛎泽泻散主之。

─────────

①牡蛎：宋本作"牡蛎（熬）"。
②洗去腥：宋本作"暖水洗，去腥"。
③洗去腥：宋本作"洗，去咸"。

141. 皂荚丸

皂荚丸方治浊痰，咳逆上气坐难眠，
皂荚八两去皮净，炙酥为末炼蜜圆，
每服三丸桐子大，日三夜一枣汤餐。

皂荚八两（刮去皮，酥炙）

上一味，末之，蜜丸如梧桐子大，以枣膏和汤，服三丸，日三服，夜一服。

咳逆上气，时唾浊痰①，但坐不得眠者，皂荚丸主之。

①时唾浊痰：宋本作"时时吐唾浊"。

142. 诃黎①勒散

诃黎勒散涩肠便，气利还须固后天，
十个诃黎煨研末，调和粥饮不须煎。

诃黎勒十枚〔煨〕
上一味为散，粥饮和，顿服之。

气利，诃黎勒散主之。

———

①黎：宋本作"梨"，下同。

143. 附子汤

附子汤治少阴病，炮附二枚术四用，
人参二两三苓芍，背冷脉沉肢节痛。

附子二枚（炮，去皮，破八片） 茯苓三两
人参二两　白术四两　芍药三两

上五味，以水八升，煮取三升，去滓，温服一
升，日三服。

少阴病，得之一二日，口中和，其背恶寒者，
当灸之，附子汤主之。

少阴病，身体痛，手足寒，骨节痛，脉沉者，
附子汤主之。

妇人怀孕六、七月，脉弦，发热，其胎愈胀，
腹痛，恶寒，少腹如扇，所以然者，子脏开故也，
当以附子汤温之①。

----

①温之：宋本作"温其脏"。

144. 附子泻心汤

附子泻心一枚附，一两连芩二黄入，
恶寒汗出心下痞，专煎轻渍细参悟。

大黄二两　黄连一两　黄芩一两　附子一枚
（炮，去皮，破，别煮取汁）

上四味，切三味，以麻沸汤二升，渍之须臾，绞去滓，纳附子汁，分温再服。

心下痞，而复恶寒①者，附子泻心汤主之。

_____

①恶寒：宋本作"恶寒汗出"。

145. 附子细辛黄连黄芩汤

附辛连芩病少阴，附枚四连二辛芩，
手足厥热小便难，脉沉细数咽痛擒。

附子大者一枚（炮，去皮，破八片）　细辛二两　黄连四两　黄芩二两

上四味，以水六升，煮取三升，温服一升，日三服。

传少阴，脉沉细而数，手足时厥时热，咽中痛，小便难，宜附子细辛黄连黄芩汤。（桂本《伤寒杂病论卷第三·伤寒例第四》）

146. 附子粳米汤

附子粳米腹切痛，呕吐逆满雷鸣呈，
附子一枚枣十个，半升粳夏一甘烹。

附子一枚（炮）　半夏半升　甘草一两　大枣
十枚　粳米半升

上五味，以水八升，煮米熟汤成，去滓，温服
一升，日三服。

阳明病，腹中切痛，雷鸣，逆满，呕吐者，此
虚寒也，附子粳米汤主之。

【宋】腹中寒气，雷鸣切痛，胸胁逆满，呕吐，
附子粳米汤主之。

147. 抵挡汤①

抵挡汤治蓄血狂，桃仁二十论个量，

水蛭虻虫各三十，大黄三两酒洗尝。

水蛭三十个（熬）　虻虫三十个（去翅足，熬）　桃仁二十个（去皮尖）　大黄三两（酒洗）

上四味，以水五升，煮取三升，去滓，温服一升，不下，更服。

妇人时腹痛，经水时行时止，止而复行者，抵挡汤主之。(桂本《伤寒杂病论卷第十六·辨妇人各病脉证并治》)

太阳病六七日，表证仍在，脉微而沉，反不结胸，其人发狂者，以热在下焦，少腹当鞭满，小便自利者，下血乃愈。所以然者，以太阳随经，瘀热在里故也，抵挡汤主之。

太阳病，身黄，脉沉结，少腹鞭；小便不利者，为无血也；小便自利，其人如狂者，血证谛也，抵挡汤主之。

阳明病②，其人善忘者，必有蓄血。所以然者，本有久瘀血，故令善忘。屎虽鞕，大便反易，其色必黑，宜抵挡汤下之。

病人无表里证，发热七八日，虽脉浮数者，可下之。假令已下，脉数不解，合热则消谷善饥，至六七日不大便者，有瘀血也，宜抵挡汤；若脉数不解，而下利不止，必协热便脓血也。

【宋】妇人经水不利下，抵挡汤主之。亦治男子膀胱满急，有瘀血者。

---

①抵挡汤：宋本作"抵当汤"。
②阳明病：宋本作"阳明证"。

148. 抵挡丸①

抵挡丸方力偏缓，二十五个桃仁攒，
水蛭虻虫各二十，大黄三两酒洗验，
捣分四丸煮一枚，缓攻瘀血可再餐。

水蛭二十个（熬） 虻虫二十个（去翅、足，

熬） 桃仁二十五个（去皮尖） 大黄三两（酒洗）

上四味，捣分四丸，以水一升，煮一丸，取七合服之，晬时当下血。若不下者，更服。

伤寒，有热，少腹满，应小便不利，今反利者，为有血也，当下之，可不余药[2]，宜抵挡丸。

---

①抵挡丸：宋本作"抵当丸"。
②可不余药：宋本作"不可余药"。

149. 苦参汤

苦参汤是外洗方，一斤苦参熬成汤，
去滓熏洗日三次，带下阴痒效力彰。

苦参一斤[1]

上一味，以水一斗，煮取七升，去滓，熏洗，日三次。

狐惑之为病，状如伤寒，默默，欲眠，目不得闭，卧起不安，蚀于喉为惑，蚀于阴为狐，不欲饮食，恶闻食臭，其面目乍赤、乍黑、乍白。蚀于上

部则声嗄②，甘草泻心汤主之；蚀于下部则咽干，苦
参汤洗之；蚀于肛者，雄黄熏之。

———————

①一斤：宋本作"一升"。
②嗄：宋本作"喝"。

150. 苦酒汤

苦酒汤治咽中伤，十四枚夏蛋去黄，
刀环置壳煎三沸，少少含咽痛可康。

半夏十四枚（洗，破如枣核）　鸡子一枚（去
黄，纳上苦酒，著鸡子壳中）

上二味，纳半夏著苦酒中，以鸡子壳置刀环中，
安火上，令三沸，去滓，少少含咽之。不差，更作
三剂。

少阴病，咽中伤，生疮，痛引喉旁，不能语言，
声不出者，苦酒汤主之。

151. 矾石丸

矾石丸方带下医，经水闭塞脏坚癖，
矾石三分烧后用，杏仁一分和炼蜜，
丸如枣核纳脏中，干血剧者再纳益。

矾石三分（烧）　杏仁一分

上二味，末之，炼蜜为丸，枣核大，纳脏中。
剧者，再纳之。

妇人经水闭，脏坚癖，下白物不止，此中有干
血也，矾石丸主之。

【宋】妇人经水闭不利，脏坚癖不止，中有干
血，下白物，矾石丸主之。

152. 奔豚汤

奔豚腹痛气冲胸，姜夏四两五葛平，
归芎芍甘芩二两，李根白皮用一升，
桂本不见李根皮，独有桂枝三两增。

甘草二两（炙）　芎䓖二两　当归二两　黄芩

二两　芍药二两　半夏四两　生姜四两　葛根五
两　桂枝三两[①]

　　上九味，以水二斗，煮取五升，温服一升，日
三服夜二服[②]。

　　奔豚，气上冲胸，腹痛，往来寒热，奔豚汤主
之。

─────────

①桂枝三两：宋本作"甘李根白皮一升"。
②日三服夜二服：宋本作"日三夜一服"。

*153.*肾气丸

　　肾气丸方暖胞宫，小便不利虚劳成，
　　四两荬薯桂附一，丹泽苓三地八融，
　　蜜丸如桐十五粒，白饮或酒把药送，
　　二十五丸渐加量，一日再服需记清。

　　地黄八两　薯蓣四两　山茱萸四两　泽泻三
两　牡丹皮三两　茯苓三两　桂枝一两　附子一枚[①]
（炮）

　　上八味，末之，炼蜜和丸，如梧子大，酒下

十五丸，渐加至二十五丸，日再服。白饮下亦可。

消渴，小便多，饮一斗，小便亦一斗者，肾气丸主之。

【宋】男子消渴，小便反多，以饮一斗，小便一斗，肾气丸主之。

虚劳，腰痛，少腹拘急，小便不利者，肾气丸②主之。

夫短气有微饮者，当从小便去之，苓桂术甘汤主之，肾气丸亦主之。

问曰：妇人病，饮食如故，烦热不得卧，而反倚息者，何也？师曰：此名转胞，不得溺也，以胞系了戾，故致此病，但利小便则愈，肾气丸主之。

【宋】崔氏八味丸　治脚气上入，少腹不仁。

---

①一枚：宋本作"一两"。
②肾气丸：宋本作"八味肾气丸"。

154. 炙甘草汤

炙甘草汤四两甘，枣枚三十桂姜三，
半升冬麻一斤地，人参阿胶二两掺，

清酒七升水八升，煮汁烊胶日三餐，
桂本大枣十二枚，地黄半斤可供参。

甘草四两（炙）　生姜三两（切）　人参二两　地黄半斤[1]　桂枝三两[2]　麦门冬半升[3]　阿胶二两　麻仁半升　大枣十二枚[4]（劈）

上九味，以清酒七升，水八升，先煮八味，取三升，去滓，纳胶烊消尽，温服一升，日三服。

咳而唾涎沫不止，咽燥，口渴，其脉浮细而数者，此为肺痿，炙甘草汤主之。（桂本《伤寒杂病论卷第十四·辨咳嗽水饮黄汗历节病脉证并治》）

伤寒脉结、促[5]，心动悸者，炙甘草汤主之。

【宋】《千金翼》炙甘草汤　治虚劳不足，汗出而闷，脉结悸，行动如常，不出百日，危急者，十一日死。

【宋】《外台》炙甘草汤　治肺痿涎唾多，心中温温液液者。

---

①地黄半斤：宋本《伤寒论》作"生地黄一斤"，《金匮要略》作"生地黄一升"。

②三两：宋本作"三两去皮"。

③麦门冬半升：宋本作"麦门冬半升去心"。

④十二枚：宋本作"三十枚"。

⑤促：宋本作"代"。

155. 泻心汤

泻心汤治吐衄血，火热上攻有余邪，
大黄二两芩连一，釜底抽薪要细学。

大黄二两　黄连一两　黄芩一两
上三味，以水三升，煮取一升，<u>去滓</u>，顿服之。

心气不足，吐血，若衄血者，泻心汤主之。
妇人吐涎沫，医反下之，心下即痞，当先治其吐涎沫，后治其痞，治吐宜桔梗甘草茯苓泽泻汤，治痞宜泻心汤。
【宋】妇人吐涎沫，医反下之，心下即痞，当先治其吐涎沫，小青龙汤主之。涎沫止，乃治痞，泻心汤主之。
本以下之，故心下痞，与泻心汤。痞不解，其人渴而口燥烦，小便不利者，五苓散主之。

156. 泽泻汤

泽泻汤方湿邪乘，心下支饮冒眩病，
泽泻五两白术二，补脾制水显奇功。

泽泻五两　白术二两
上二味，以水二升，煮取一升，分温再服。

心下有支饮，其人苦冒眩，泽泻汤主之。

157. 泽漆汤

泽漆汤治邪迫肺，咳而脉沉痰饮累，
五两紫参姜白前，三斤泽漆先煎水，
桂苓参草同三两，半夏半升涤痰美，
减去桂苓与白前，桂本心愿也得随。

半夏半升　紫参五两　泽漆三升　生姜五
两　人参三两　甘草三两〔炙〕
上六味，以东流水五斗，先煮泽漆，取一斗五
升，纳诸药，煮取五升，温服五合，日夜服尽。①

咳而脉沉者，泽漆汤主之。

———————

①宋本方药组成与煎服法为：半夏半斤　紫参五两　泽漆三斤，以东流水五斗，煮取一斗五升　生姜五两　白前五两　甘草三两　黄芩三两　人参三两　桂枝三两　上九味，㕮咀，内泽漆汁中，煮取五升，温服五合，至夜尽。

九画

158. 茵陈蒿汤

茵陈蒿汤治阳黄，瘀热在里谷疸方，
茵陈六两先煎煮，续栀十四二大黄。

茵陈蒿六两　　栀子十四枚（劈）　大黄二两
（去皮）

上三味，以水一斗二升，先煮茵陈，减六升，
纳二味，煮取三升，去滓，分温三服，小便当利，
尿如皂荚汁状，色正赤，一宿病减[①]，黄从小便去
也。

阳明病，身热，不能食，食即头眩，心胸不安，
久久发黄，此名谷疸，茵陈蒿汤主之。

【宋】谷疸之为病，寒热不食，食即头眩，心胸
不安，久久发黄，为谷疸，茵陈蒿汤主之。

阳明病，发热，汗出者，此为热越，不能发黄

也；但头汗出，身无汗，剂颈而还，小便不利，渴引水浆者，此为瘀热在里，身必发黄，茵陈蒿汤主之。

伤寒七、八日，身黄如橘子色，小便不利，腹微满者，茵陈蒿汤主之。

---

①一宿病减：宋本作"一宿腹减"。

159. 茯苓甘草汤

茯苓甘草水饮忧，厥而心悸小便愁，
苓桂二两甘用一，三两生姜寒饮休。

茯苓二两　桂枝二两（去皮）　甘草一两（炙）　生姜三两（切）

上四味，以水四升，煮取二升，去滓，分温三服。

伤寒，汗出而渴，<u>小便不利者</u>，五苓散主之；不渴者，茯苓甘草汤主之。

伤寒，厥而心下悸者，宜先治水，当服茯苓甘草汤，却治其厥。不尔，水渍入胃，必作利也。

160. 茯苓四逆汤

茯苓四逆阴阳伤，生附一枚两半姜，
茯苓四两参甘二，汗下之后烦躁酿。

茯苓四两　人参二两[①]　附子一枚（生用，去皮，破八片）　甘草二两（炙）　干姜一两半

上五味，以水五升，煮取三升，去滓，温服七合，日三服[②]。

发汗，若下之，病仍不解，烦躁者，茯苓四逆汤主之。

---

①二两：宋本作"一两"。
②日三服：宋本作"日二服"。

161. 茯苓白术戎盐汤[①]

茯苓白术戎盐汤，茯苓半斤术二两，
戎盐二枚弹丸大，小便不利审因详，
宋本戎盐作一枚，二味煎汤入盐尝。

茯苓半斤　白术二两　戎盐二枚[②]（弹丸大）

上三味，先以水一斗，煮二味，取三升，去滓，纳戎盐，更上微火一、二沸化之，分温三服。[③]

小便不利，其人有水气在血分者，滑石乱发白鱼散主之，茯苓白术戎盐汤亦主之。

【宋】小便不利，蒲灰散主之，滑石白鱼散、茯苓戎盐汤并主之。

---

①茯苓白术戎盐汤：宋本作"茯苓戎盐汤"。

②二枚：宋本作"一枚"。

③宋本煎服法作"上三味，先将茯苓，白术煎成，入戎盐，再煎，分温三服"。

162. 茯苓白术甘草汤

茯苓白术甘草汤，苓四术三甘一尝，
温病下之利不止，腹满必现用此方。

茯苓四两　白术三两　甘草一两（炙）

上三味，以水八升，煮取三升，去滓，温服一升，日三服。

温病，下之大便溏，当自愈；若下之利不止者，必腹满，宜茯苓白术甘草汤主之。（桂本《伤寒杂病论卷第四·温病脉证并治第六》）

163. 茯苓白术厚朴石膏黄芩甘草汤

苓术朴石芩草主，四两苓朴三芩术，
石膏半斤草二两，发热口渴太阴入，
腹中急痛兼下利，脉濡而大诸证除。

茯苓四两　白术三两　厚朴四两　石膏半斤　黄芩三两　甘草二两（炙）

上六味，以水一斗，煮取五升，每服一升五合余，日三服。

传太阴，脉濡而大，发热，下利，口渴，腹中急痛，宜茯苓白术厚朴石膏黄芩甘草汤。（桂本《伤寒杂病论卷第三·伤寒例第四》）

164. 茯苓杏仁甘草汤

茯苓杏仁甘草汤，胸痹气塞短气荡，
杏粒五十甘用一，茯苓三两水气戕。

茯苓二两① 杏仁五十个 甘草一两（炙）
上三味，以水一斗，煮取五升，去滓，温服一
升，日三服。不差，更服。

胸痹，胸中气塞，或短气者，此胸中有水气也，
茯苓杏仁甘草汤主之，橘皮枳实生姜汤②亦主之。

———————

①二两：宋本作"三两"。
②橘皮枳实生姜汤：宋本作"橘枳姜汤"。

165. 茯苓泽泻汤

茯苓泽泻汤水驻，消渴欲饮胃反吐，
茯苓半斤泽姜四，二两桂甘三两术。

茯苓半斤 泽泻四两 甘草二两 桂枝二

两　白术三两　生姜四两

上六味，以水一斗，煮取三升，去滓，温服一升①，日三服。

消渴，欲饮水，胃反而吐者，茯苓泽泻汤主之。

【宋】胃反，吐而渴欲饮水者，茯苓泽泻汤主之。

———————

①去滓，温服一升：宋本作"内泽泻，再煮服二升半，温服八合"。

166. 茯苓桂枝甘草大枣汤

苓桂草枣汗后饮，脐下动悸欲奔豚，
枣枚十五甘二两，茯苓半斤桂四允，
甘澜煎苓十去二，再纳诸药三升存，
桂本更添肾脏结，少腹硬痛小便混。

茯苓半斤　桂枝四两①　甘草二两（炙）　大枣十五枚（劈）

上四味，以甘澜水一斗，先煮茯苓，减二升，纳诸药，煮取三升，去滓。温服一升，日三服。作甘澜水法：取水二斗，置大盆内，以杓扬之，水上有珠子五六千颗相逐，取用之。

肾脏结，少腹鞕，隐隐痛，按之如有核，小便乍清乍浊，脉沉、细而结，宜茯苓桂枝甘草大枣汤；若小腹急痛，小便赤数者，此为实，宜桂枝茯苓枳实芍药甘草汤。(桂本《伤寒杂病论卷第八·辨太阳病脉证并治下》)

发汗后，其人脐下悸者，欲作奔豚也，茯苓桂枝甘草大枣汤主之。

---

①桂枝四两：宋本作"桂枝四两去皮"。

167. 茯苓桂枝白术甘草汤

苓桂术甘痰饮主，四茯三桂二甘术，
胸胁支满脉沉紧，身摇振振悸眩除。

茯苓四两　桂枝三两① 　白术二两　甘草二两（炙）

上四味，以水六升，煮取三升，去滓，分温三服。

伤寒，若吐、若下后，心下逆满，气上冲胸，起则头眩，脉沉紧，发汗则动经，身为振振摇者，茯苓桂枝白术甘草汤主之。

心下有痰饮，胸胁支满，目眩，<u>脉沉弦者</u>，茯苓桂枝白术甘草汤主之。

夫短气有微饮者，当从小便去之，苓桂术甘汤主之，肾气丸亦主之。

---

①桂枝三两：宋本作"桂枝三两去皮"。

168. 枳实白术茯苓甘草汤

枳术苓甘甘一主，四枚枳实三苓术，
髀枢强痛寒乘脾，不能屈伸寒气著。

<u>枳实四枚　白术三两　茯苓三两　甘草一两（炙）</u>

<u>上四味，以水六升，煮取三升，去滓，分温三服。</u>

寒病，腹满，肠鸣，食不化，飧泄，其则足痿

不收，脉迟而涩，此寒邪乘脾也，理中汤主之；其著也，则髀枢强痛，不能屈伸，枳实白术茯苓甘草汤主之。(桂本《伤寒杂病论卷第五·寒病脉证并治第十二》)

169. 枳实白术汤①

枳实白术心下坚，边如旋杯大如盘，
七枚枳实术二两，水饮所作服之安。

枳实七枚　白术二两

上二味，以水五升，煮取三升，去滓，分温三服②。

水饮，心下坚，大如盘，边如旋杯③，枳实白术汤主之。

①枳实白术汤：宋本作"枳术汤"。
②分温三服：宋本于此后有"腹中软，即当散也"。
③边如旋杯：宋本作"边如旋盘，水饮所作"。

170. 枳实芍药散

枳实芍药散等量，麦粥和服寸匙尝，
腹痛烦满不得卧，痈脓用之亦可匡。

枳实①　芍药等分

上二味，杵为散，服方寸匙，日三服，麦粥和
下之②。

产后，腹痛，烦满不得卧，<u>不可下也</u>，宜枳实
芍药散和之。

师曰：产后腹痛③，法当以枳实芍药散，假令不
愈，必腹中有瘀血著脐下也，下瘀血汤主之④。

---

①枳实：宋本后有"烧令黑，勿太过"。
②麦粥和下之：宋本作"并主痈脓，以麦粥下之"。
③产后腹痛：宋本作"产妇腹痛"。
④必腹中有瘀血著脐下也，下瘀血汤主之：宋本作"此为腹中
有干血着脐下，宜下瘀血汤主之。亦主经水不利"。

171. 枳实栀子豉汤

枳实栀子豉汤妙，瘥后劳复此方效，
枳实三枚栀十四，香豉一升棉裹熬，
七升清浆煮取四，纳入枳栀一半消，
更入香豉五六沸，温分再服覆汗瞧，
若有宿食大黄入，博棋子大六枚挑。

枳实三枚〔炙〕 栀子十四枚〔劈〕 香豉一升
〔棉裹〕

上三味，以清浆水七升，空煮取四升，纳枳实、栀子，煮取二升，纳香豉更煮五六沸，去滓，温分再服，覆令微似汗①。

大病差后，劳复者，枳实栀子豉汤主之；若有宿食者，加大黄如博棋子大五六枚②。

————————

①覆令微似汗：宋本此后有"若有宿食者，内大黄如博棋子五六枚，服之愈"。

②若有宿食者，加大黄如博棋子大五六枚：宋本此句在煎服方法中。

172. 枳实厚朴白术甘草汤

枳朴术甘四枚枳，三术二朴一甘恃，
风邪乘脾流于腑，腹满而胀无食嗜。

枳实四枚（炙） 厚朴二两（炙，去皮） 白术
三两 甘草一两（炙）

上四味，以水六升，煮取三升，去滓，温服一
升，日三服。

风病，四肢懈惰，体重不能胜衣，胁下痛引肩
背，脉浮而弦涩，此风邪乘脾也，桂枝去桂加茯苓
白术汤主之；若流于腑，则腹满而胀，不嗜食，枳
实厚朴白术甘草汤主之。（桂本《伤寒杂病论卷第
五·伤风病脉证并治第十一》）

173. 枳实薤白桂枝厚朴栝蒌汤①

枳实薤白桂枝汤，栝蒌一枚朴四两，
四枚枳实薤半斤，桂枝一两温心阳，
枳朴先煎取汤汁，再纳诸药数沸尝。

枳实四枚　薤白半斤　桂枝一两　厚朴四两　栝蒌②一枚（捣）

上五味，以水五升，先煮枳实、厚朴，取二升，去滓，纳诸药，煮数沸，分温三服。

胸痹，心中痞，留气结在胸，胸满，胁下逆抢心者，枳实薤白桂枝厚朴栝蒌汤主之；桂枝人参汤③亦主之。

————

①枳实薤白桂枝厚朴栝蒌汤：宋本作"枳实薤白桂枝汤"。
②栝蒌：宋本作"栝蒌实"。
③桂枝人参汤：宋本作"人参汤"。

174. 枳实橘皮桔梗半夏生姜甘草汤

枳橘桔夏姜草汤，半升半夏三桔姜，
枳实四枚橘草二，寒邪乘肺肘痛伤。

枳实四枚　橘皮二两　桔梗三两　半夏半升（洗）　生姜三两（切）　甘草二两（炙）

上六味，以水八升，煮取三升，去滓，温服一升，日三服。

寒病，喘，咳，少气，不能报息，口唾涎沫，耳聋，嗌干，此寒邪乘肺也，脉沉而迟者，甘草干姜汤主之；其著也，则肘内痛，转侧不便，枳实橘皮桔梗半夏生姜甘草汤主之。(桂本《伤寒杂病论卷第五·寒病脉证并治第十二》)

175. 柏叶汤

柏叶汤方性味温，吐血不止此方遵，
柏姜三两艾三把，马通汁取一升忓。

柏叶三两　干姜三两　艾叶三把
上三味，以水五升，取马通汁一升，合煮取一升，去滓，分温再服。

吐血不止者，柏叶汤主之，黄土汤亦主之。

176. 柏叶阿胶汤

柏叶阿胶圉脓血，尺中自涩要细学，

丹柏三两胶姜二，下利寸脉浮数决。

柏叶三两　阿胶二两　干姜二两（炮）牡丹三两

上四味，以水三升，先煮三味，取二升，去滓，纳胶烊消，温服一升，日再服。

下利，寸脉反浮数，尺中自涩者，必圊①脓血，柏叶阿胶汤主之。

———————

①圊：宋本作"清"。

177. 栀子干姜汤

栀子干姜治为难，汗吐下后身虚烦，
栀枚十四姜二两，清热温中理细判。

栀子十四枚（劈）　干姜二两

上二味，以水三升半，煮取一升半，去滓，分温二服，进一服。得吐者，止后服。

发汗后及吐下后，虚烦不得眠，若剧者，必反覆颠倒，心中懊恼，栀子干姜汤[1]主之；若少气者，栀子甘草豉汤主之；若呕者，栀子生姜豉汤主之。

伤寒，医以丸药大下之，身热不去，微烦者，栀子干姜汤主之。

---

[1]栀子干姜汤：宋本作"栀子豉汤"。

178. 栀子大黄汤

栀子大黄酒疸攻，心中懊恼或热痛，
栀子十四枳枚五，大黄一两豉一升。

栀子十四枚　大黄一两　枳实五枚　豉一升
上四味，以水六升，煮取三升[1]，去滓，温服一升，日三服。

阳明病，身热，发黄，心中懊恼，或热痛，因于酒食者，此名酒疸，栀子大黄汤主之。

【宋】酒黄疸，心中懊恼，或热痛，栀子大黄汤主之。

①三升：宋本作“二升”。

179. 栀子甘草豉汤

栀子甘草豉汤妙，汗吐下后虚烦疗，
栀枚十四甘草二，香豉四合棉裹包，
二味先煎豉后下，少气懊侬眠颠倒。

栀子十四枚（劈） 甘草二两（炙） 香豉四合（棉裹）

上三味，以水四升，先煮栀子、甘草，取二升半，纳豉，煮取一升半，去滓，分二服，温进一服。得吐者，止后服。

发汗后及吐下后，虚烦不得眠，若剧者，必反覆颠倒，心中懊侬，栀子干姜汤[①]主之；若少气者，栀子甘草豉汤主之；若呕者，栀子生姜豉汤主之。

①栀子干姜汤：宋本作“栀子豉汤”。

180. 栀子生姜豉汤

栀子生姜豉汤法，生姜五两呕吐加，
栀姜先煎豉后入，懊侬不眠胸窒下。

栀子十四枚（劈）　生姜五两　　香豉四合（棉裹）

上三味，以水四升，先煮栀子、生姜，取二升半，纳豉，煮取一升半，去滓，分二服，温进一服。得吐者，止后服。

发汗后及吐下后，虚烦不得眠，若剧者，必反覆颠倒，心中懊侬，栀子干姜汤①主之；若少气者，栀子甘草豉汤主之；若呕者，栀子生姜豉汤主之。

————————

①栀子干姜汤：宋本作"栀子豉汤"。

181. 栀子汤

栀子汤方治病温，芩三甘二主神昏，
栀子重用十六枚，半升半夏舌蹇伸。

栀子十六枚（劈） 黄芩三两　半夏半升^① 甘草二两

上四味，以水四升，先煮栀子，取二升半，去滓，纳三味，煮取一升，去滓，分温再服。

病温，治不得法，留久移于三焦，其在上焦，则舌寒，神昏，宜栀子汤；其在中焦，则腹痛而利，利后腹痛，唇口干燥，宜白虎加地黄汤；其在下焦，从腰以下热，齿黑，咽干，宜百合地黄牡丹皮半夏茯苓汤。(桂本《伤寒杂病论卷第四·温病脉证并治第六》)

———————

①半夏半升：桂本《伤寒杂病论》为"半夏半斤"，宋本半夏量单位多作升，据宋本改为升。

*182.*栀子连翘甘草栝蒌汤

栀翘甘草蒌根汤，十四枚二二四量，
燥邪乘心脉大涩，口烂胸痛气逆上。

栀子十四枚（劈） 连翘二两　甘草二两　栝蒌

根四两

上四味，以水七升，煮取三升，去滓，温服一升，日三服。

燥病，口烂，气上逆，胸中痛，脉大而涩，此燥邪乘心也，栀子连翘甘草栝蒌汤主之。（桂本《伤寒杂病论卷第五·伤燥病脉证并治第十》）

183. 栀子柏皮汤

栀子柏皮治阳黄，伤寒身黄发热酿，
栀枚十五黄柏二，甘草一两补中央。

栀子十五个（劈） 甘草一两（炙） 黄柏二两

上三味，以水四升，煮取一升半，去滓，分温再服。

伤寒，身黄，发热者，栀子柏皮汤主之。

184. 栀子厚朴枳实汤①

栀子厚朴枳实汤，宋本方名去枳详，

厚朴四两枳四枚，十四山栀保安康，
下后心烦兼腹满，卧起不安用此方。

栀子十四枚（劈） 厚朴四两（炙，去皮） 枳
实四枚（水浸，炙令黄）

上三味，以水三升半，煮取一升半，去滓，分
二服，温进一服。得吐者，止后服。

伤寒下后，心烦腹满，卧起不安者，栀子厚朴
枳实汤主之。

————————

①栀子厚朴枳实汤：宋本作"栀子厚朴汤"。

185. 栀子豉汤

栀子豉汤治虚烦，懊侬颠倒室不眠，
栀枚十四需先煮，香豉四合棉裹煎。

栀子十四枚（劈） 香豉四合（棉裹）

上二味，以水四升，先煮栀子，得二升半，纳
豉，煮取一升半，去滓，分为二服，温进一服。得
吐者，止后服。

发汗，若下之，而烦热，胸中窒者，栀子豉汤主之。

伤寒五六日，大下之后，身热不去，心中结痛者，未欲解也，栀子豉汤主之。

阳明病，脉浮而大①，咽燥口苦，腹满而喘，发热汗出，不恶寒，反恶热，身重；若发汗，则躁，心愦愦，反谵语；若加温针，必怵惕，烦躁，不得眠；若下之，则胃中空虚，客气动膈，心中懊恼，舌上苔者，栀子豉汤主之。

阳明病，下之，其外有热，手足温，不结胸，心中懊恼，饥不能食，但头汗出者，栀子豉汤主之。

下利后，更烦，按之心下濡者，为虚烦也，宜栀子豉汤。

【宋】发汗后，水药不得入口为逆，若更发汗，必吐下不止。发汗吐下后，虚烦不得眠，若剧者，必反覆颠倒，心中懊恼，栀子豉汤主之；若少气者，栀子甘草豉汤主之；若呕者，栀子生姜豉汤主之。

_____

①大：宋本作"紧"。

186. 厚朴七物汤

厚朴七物病腹满，脉浮而数实邪攒，
二桂五姜半斤朴，十枣五枳草黄三，
呕加半夏利去黄，寒多增姜八两添。

厚朴半斤　甘草三两　大黄三两　枳实五枚　桂枝二两　生姜五两　大枣十枚

上七味，以水一斗，煮取四升，去滓，温服八合，日三服①。

阳明病，发热十余日，脉浮而数，腹满，饮食如故者，厚朴七物汤主之。

【宋】病腹满，发热十日，脉浮而数，饮食如故，厚朴七物汤主之。

①日三服：宋本于此后有"呕者加半夏五合，下利去大黄，寒多者加生姜至半斤"。

187. 厚朴大黄汤

厚朴大黄气填胸，支饮胸满实可攻，
八朴四黄是桂本，宋本方药如下同，
厚朴一尺大黄六，枳实四枚详参用。

厚朴八两　大黄四两
上二味，以水五升，煮取二升，去滓，温服一
升。不差，再服。①

支饮，胸满者，厚朴大黄汤主之。

---

①宋本方药组成及煎服方法为：厚朴一尺　大黄六两　枳实四
枚　上三味，以水五升，煮取二升，分温再服。

188. 厚朴四物汤

厚朴四物脾气实，腹大而胀太阴致，
一两橘皮厚朴二，半升半夏三枚枳。

厚朴二两（炙）　枳实三枚（炙）　半夏半升

（洗） 橘皮一两

上四味，以水五升，煮取三升，去滓，温服一升，日三服。

太阴病，不下利吐逆，但苦腹大而胀者，此脾气实也，厚朴四物汤主之。（桂本《伤寒杂病论卷第十·辨太阴病脉证并治》）

189. 厚朴生姜半夏甘草人参汤

朴姜夏草人参汤，发汗之后腹满胀，
一参二草八姜朴，半升半夏胃气畅。

厚朴半斤（炙，去皮） 生姜半斤（切） 半夏半升（洗） 甘草二两（炙） 人参一两

上五味，以水一斗，煮取三升，去滓，温服一升，日三服。

发汗后，腹胀满者，厚朴生姜半夏甘草人参汤主之。

190. 厚朴枳实白术甘草汤

厚朴枳实术甘汤，太阴宿食大便溏，
枳朴三两术甘二，消积补中保安康。

厚朴三两　枳实三两　白术二两　甘草二两
上四味，以水六升，煮取三升，去滓，温服一
升，日三服。

太阴病，有宿食，脉滑而实者，可下之，宜承
气辈；若大便溏者，宜厚朴枳实白术甘草汤。（桂本
《伤寒杂病论卷第十·辨太阴病脉证并治》）

191. 厚朴麻黄汤

厚朴麻黄痰饮化，石膏还如鸡子大，
杏仁夏味用半升，麻黄四两朴五恰，
宋本尚有二姜辛，小麦一升先煮佳。

厚朴五两　麻黄四两　石膏如鸡子大　杏仁半
升　半夏半升　五味子半升[①]
上六味，以水一斗，先煮麻黄去沫，纳诸药，
煮取三升，去滓，分温三服。[②]

咳而脉浮者，厚朴麻黄汤主之。

---

①宋本方药中尚有"干姜二两　细辛二两　小麦一升"。

②宋本煎服方法为：上九味，以水一斗二升，先煮小麦熟，去滓，内诸药，煮取三升，温服一升，日三服。

192. 禹余粮丸

禹余粮丸缺遗方，参苓姜三禹四两，
附子二枚味三合，蜜丸如桐二十尝，
便已阴痛心恍惚，汗家重汗失允当。

禹余粮四两　人参三两　附子二枚　五味子三合　茯苓三两　干姜三两

上六味，蜜为丸，如梧桐子大，每服二十丸。

汗家重发汗，必恍惚心乱，小便已阴痛，与禹余粮丸。

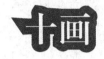

193. 真武汤

真武汤方附枚一，苓芍姜三术二益，
少阴水气肢沉重，悸眩瞤动振振擗，
咳味半升姜辛一，溲难增苓一两济，
小便利者去茯苓，下利去芍二姜取，
若呕去附加生姜，足前必到半斤需。

茯苓三两　芍药三两　生姜三两（切）　白术二两　附子一枚（炮，去皮，破八片）

上五味，以水八升，煮取三升，去滓，温服七合，日三服。

加减：若咳者，加五味子半升，细辛、干姜各一两；若小便不利者，加茯苓一两[①]；若下利者，去芍药，加干姜二两；若呕者，去附子，加生姜足前成半斤。

太阳病，发汗，汗出不解，其人仍发热，心下悸，头眩，身瞤动，振振欲擗地者，真武汤主之。

少阴病，二三日不已，至四五日，腹痛，小便不利，四肢沉重、疼痛，自下利者，此为有水气，其人或咳，或小便不利②，或下利，或呕者，真武汤主之。

————————

①若小便不利者，加茯苓一两：宋本作"若小便利者，去茯苓"。

②小便不利：宋本作"小便利"。

194. 桂枝二越婢一汤

桂本：

桂二越一记心中，热多寒少太阳宗，

发热恶寒脉浮大，汗出热越病可清。

宋本：

桂二越一枚四枣，二十四铢是石膏，

桂芍麻甘十八铢，一两二铢生姜熬。

桂枝（去皮） 芍药 麻黄 甘草各十八铢（炙） 大枣四枚（劈） 生姜一两二铢（切） 石膏

二十四铢（碎，棉裹）

上七味，以水六升^①，先煮麻黄一二沸，去上沫，纳诸药，煮取三升^②，去滓，温服一升，日三服。

太阳病，发热恶寒，热多寒少。若脉微弱者，此无阳也，不可发汗；<u>脉浮大者</u>，宜桂枝二越婢一汤。

---

①六升：宋本作"五升"。
②三升：宋本作"二升"。

195. 桂枝二麻黄一汤

桂本：

桂二麻一合成方，各煎再合即可尝，
寒热如疟日再发，汗出邪解正无伤。

宋本：

桂二麻一药难录，桂枝一两十七铢，
杏粒十六枣五枚，甘草一两二铢入，
一两六铢芍生姜，十六铢麻先煎煮。

即桂枝汤二升，麻黄汤一升，合为三升，每服一升，日三服，将息如桂枝汤法。①

<u>太阳病</u>，服桂枝汤后，大汗出，脉洪大者，与白虎汤②；若形似疟，一日再发者③，宜桂枝二麻黄一汤。

---

①宋本方药组成与煎服法：桂枝一两十七铢（去皮）芍药一两六铢　麻黄十六铢（去节）　生姜一两六铢（切）　杏仁十六个（去皮尖）　甘草一两二铢（炙）　大枣五枚（劈）上七味，以水五升，先煮麻黄一二沸，去上沫，内诸药，煮取二升，去滓，温服一升，日再服。

②与白虎汤：宋本作"与桂枝汤，如前法"。

③一日再发者：宋本此后有"汗出必解"。

196. 桂枝人参汤

桂枝人参治胸痹，外证未除兼下利，
心下痞硬胸胁满，理中先煎四桂续①。

桂枝四两②　甘草四两（炙）　白术三两　人参三两　干姜三两

上五味，以水九升，先煮四味，取五升，纳桂枝，更煮取三升，去滓，温服一升，日再服，夜一服。

太阳病，外证未除，而数下之，遂协热而利，利下不止，心下痞鞕，表里不解者，桂枝人参汤主之。

胸痹，心中痞，留气结在胸，胸满，胁下逆抢心者，枳实薤白桂枝厚朴栝蒌汤主之，桂枝人参汤③亦主之。

---

①续：为"后续，后下"之意。
②四两：宋本作"四两别切"。
③桂枝人参汤：宋本作"人参汤"。

197. 桂枝去芍药加附子汤

桂枝去芍加附汤，太阳下后阳损伤，
脉促胸满恶寒见，附子一枚可温阳。

桂枝三两①　甘草二两（炙）　生姜三两（切）
大枣十二枚（劈）　附子一枚（炮，去皮，破八片）
上五味，以水七升，煮取三升，去滓，温服一升，日三服，将息如桂枝汤法。

太阳病，下之后，其人恶寒者，桂枝去芍药加附子汤主之。

【宋】若微寒者，桂枝去芍药加附子汤主之。

①三两：宋本作"三两（去皮）"。

198. 桂枝去桂加黄芩牡丹汤

桂枝去桂加芩丹，风温脉数而浮弦，
黄芩牡丹各三两，头不痛者服之安。

芍药三两　甘草二两（炙）　生姜三两
（切）　大枣十二枚（劈）　黄芩三两　牡丹皮三两

上六味，以水八升，煮取三升，去滓，温服一升，日三服。

风温者，因其人素有热，更伤于风，而为病也，脉浮弦而数，若头不痛者，桂枝去桂加黄芩牡丹汤主之。若伏气病温，误发其汗，则大热烦冤，唇焦，目赤，或衄，或吐，耳聋，脉大而数者，宜白虎汤；大实者，宜承气辈；若至十余日则入于里，宜黄连

阿胶汤。何以知其入里？以脉沉而数、心烦不卧，故知之也。（桂本《伤寒杂病论卷第四·温病脉证并治第六》）

199. 桂枝去芍药加茯苓白术汤

桂枝去芍加苓术，太阴欲吐复不吐，
苓术三两脉浮涩，下利时甚又时疏。

桂枝三两　甘草二两（炙）　茯苓三两　白术三两　生姜三两（切）　大枣十二枚（劈）

上六味，以水八升，煮取三升，去滓，温服一升，日三服。

太阴病，欲吐不吐，下利时甚时疏，脉浮涩者，桂枝去芍药加茯苓白术汤主之。（桂本《伤寒杂病论卷第十·辨太阴病脉证并治》）

200. 桂枝去芍药加人参生姜汤①

新加汤方义争持，汗后身痛脉沉迟，

宋本芍姜加一两，人参三两血虚使，

桂本去芍加参姜，谁是谁非细评知。

桂枝三两（去皮）　甘草二两（炙）　生姜四两
（切）　人参三两　大枣十二枚（劈）

上五味，以水一斗二升，煮取三升，去滓，温
服一升，日三服。

发汗后，身疼痛，脉沉迟者，桂枝去芍药加人
参生姜汤主之。

———————

①桂枝去芍药加人参生姜汤：宋本作"桂枝加芍药生姜各一两
人参三两新加汤"，方中尚有"芍药四两"。

201. 桂枝去芍药加牡蛎龙骨救逆汤①

桂本：

桂枝去芍加龙牡，卧起不安火迫出，

牡蛎五两龙骨四，亡阳惊狂兼脉浮。

宋本：

桂枝去芍救逆汤，蜀漆还加龙牡藏，

五牡四龙三两漆，能疗火劫病惊狂。

桂枝三两　甘草二两（炙）　生姜三两（切）　大枣十二枚（劈）　牡蛎五两（熬）　龙骨四两

上六味，以水一斗二升，煮取三升，去滓，温服一升，日三服。②

伤寒，脉浮，医以火迫劫之，亡阳，必惊狂，卧起不安者，桂枝去芍药加牡蛎龙骨救逆汤主之。

----

①桂枝去芍药加牡蛎龙骨救逆汤：宋本作"桂枝去芍药加蜀漆牡蛎龙骨救逆汤"。

②宋本方药组成与煎服法：桂枝三两（去皮）　甘草二两（炙）　生姜三两（切）　大枣十二枚（擘）　牡蛎五两（熬）　蜀漆三两（洗去腥）　龙骨四两　上七味，以水一斗二升，先煮蜀漆，减二升，内诸药，煮取三升，去滓，温服一升。

202. 桂枝去桂加茯苓白术汤

桂枝去桂加苓术，苓术三两湿邪除，
胁下痛引肩背重，风邪乘脾弦涩浮，
翕翕发热心下满，头项强痛小便阻。

芍药三两　甘草二两（炙）　茯苓三两　白术三两　生姜三两（切）　大枣十二枚（劈）

上六味，以水八升，煮取三升，去滓，温服一升，日三服①。

风病，四肢懈惰，体重不能胜衣，胁下痛引肩背，脉浮而弦涩，此风邪乘脾也，桂枝去桂加茯苓白术汤主之；若流于腑，则腹满而胀，不嗜食，枳实厚朴白术甘草汤主之。（桂本《伤寒杂病论卷第五·伤风病脉证并治第十一》）

太阳病，服桂枝汤，或下之，仍头项强痛，翕翕发热，无汗，心下满，微痛，小便不利者，桂枝去桂加茯苓白术汤主之。

---

①日三服：宋本作"小便利则愈"。

203. 桂枝去芍药汤

桂枝去芍义何居，脉促胸满膻中虚，
太阳误下伤中阳，体虚外感亦相宜。

桂枝三两（去皮）　甘草二两（炙）　生姜三两

（切） 大枣十二枚（劈）

上四味，以水七升，煮取三升，去滓，温服一升，日三服，将息如桂枝汤法。

太阳病，下之后，脉促胸满者，桂枝去芍药汤主之。

204. 桂枝甘草龙骨牡蛎汤

桂枝甘草龙牡汤，龙牡甘二桂一尝，
烦躁缘由烧针致，火逆下之伤心阳。

桂枝一两[①]　甘草二两（炙）　龙骨二两　牡蛎二两（熬）

上四味，以水五升，煮取三升[②]，去滓，温服一升[③]，日三服。甚者加人参三两。

火逆，下之，因烧针烦躁者，桂枝甘草龙骨牡蛎汤主之。

---

①一两：宋本作"一两去皮"。
②三升：宋本作"二升半"。

③一升：宋本作"八合"。

205. 桂枝甘草汤

桂枝甘草补心阳，叉手自冒过汗伤，
心下悸动欲得按，桂四草二效力彰。

桂枝四两（去皮）　甘草二两（炙）
上二味，以水三升，煮取一升，去滓，顿服。

发汗过多，其人叉手自冒心，心下悸欲得按者，桂枝甘草汤主之。

206. 桂枝甘草麻黄生姜大枣细辛附子汤①

桂本：
桂草麻姜枣辛附，桂辛三两一枚附，
麻草生姜均二两，枣枚十二共来煮。
宋本：
桂去芍加麻附辛，麻辛二两一附均，
边如旋杯大如盘，心下坚硬属气分。

桂枝三两　甘草二两（<u>炙</u>）　麻黄二两　生姜二两②（<u>切</u>）　大枣十二枚　细辛三两③　附子一枚（炮）

上七味，以水七升，先煮麻黄去沫，纳诸药，煮取三升，分温三服，汗出即愈④。

气分，心下坚，大如盘，边如旋杯⑤，桂枝甘草麻黄生姜大枣细辛附子汤主之。

---

①桂枝甘草麻黄生姜大枣细辛附子汤：宋本作"桂枝去芍药加麻辛附子汤"，赵刻本作"桂姜草枣黄辛附子汤"。

②二两：宋本作"三两"。

③三两：宋本作"二两"。

④煮取三升，分温三服，汗出即愈：宋本作"煮取二升，分温三服，当汗出，如虫行皮中，即愈"。

⑤边如旋杯：宋本后有"水饮所作"。

*207.*桂枝生姜枳实汤

桂枝生姜枳实汤，诸逆心悬痛难当，
枳实五枚桂姜三，心中痞塞胸痹畅。

桂枝三两　生姜三两　枳实五枚

上三味，以水六升，煮取三升，去滓，分温三服。

胸痹，心中悬痛者，桂枝生姜枳实汤主之。

【宋】心中痞，诸逆，心悬痛，桂枝生姜枳实汤主之。

208. 桂枝加芍药汤

桂枝加芍芍增倍，本属太阳误下累，
腹满时痛属太阴，温经缓急痛自退。

桂枝三两[①]　芍药六两　甘草二两（炙）　生姜三两（切）　大枣十二枚（劈）

上五味，以水七升，煮取三升，去滓，温分三服。

本太阳病，医反下之，因尔腹满时痛者，属太阴也，桂枝加芍药汤主之；大实痛者，桂枝加大黄汤主之。

---

①三两：宋本作"三两去皮"。

209. 桂枝加大黄汤

桂加大黄力倍增，大黄二两芍六呈，
病由太阳误攻下，腹满实痛便不通。

桂枝三两① 大黄二两 芍药六两 甘草二两
（炙） 生姜三两（切） 大枣十二枚（劈）

上六味，以水七升，煮取三升，去滓，温服一
升，日三服。

本太阳病，医反下之，因尔腹满时痛者，属太
阴也，桂枝加芍药汤主之；大实痛者，桂枝加大黄
汤主之。

————

①三两：宋本作"三两去皮"。

210. 桂枝加附子当归细辛人参干姜汤

桂加附归辛参姜，风入厥阴痉病尝，
手足厥冷发热间，唇青目陷沉弦方，
附子一枚归四两，辛一参二两半姜。

桂枝三两　芍药三两　甘草二两（炙）　当归四两　细辛一两　附子一枚（炮）　人参二两　干姜一两半　生姜三两（切）　大枣十二枚（劈）

上十味，以水一斗二升，煮取四升，去滓，温服一升，日三服，夜一服。

痉病，手足厥冷，发热间作，唇青目陷，脉沉弦者，风邪入厥阴也，桂枝加附子当归细辛人参干姜汤主之。（桂本《伤寒杂病论卷第十二·辨痉阴阳易差后病脉证并治》）

211. 桂枝加黄芪汤

桂枝加芪二两裁，诸黄脉浮汗解开，
黄汗原由卫失和，固卫和营把邪排。

桂枝三两　芍药三两　甘草二两（炙）　生姜三两（切）　大枣十五①枚　黄芪二两

上六味，以水八升，煮取三升，去滓，温服一升，日三服②。

诸黄家③，但利其小便，五苓散加茵陈蒿主之；

假令脉浮，当以汗解者，宜桂枝加黄芪汤。

　　黄汗之病，两胫自冷；假令发热，此属历节。食已汗出，暮常盗汗④，此荣气热⑤也；若汗出已，反发热者，久久身必甲错；若发热不止者，久久必生恶疮；若身重，汗出已，辄轻者，久久身必瞤，瞤即胸⑥痛，又从腰以上汗出⑦，以下无汗，腰髋弛痛，如有物在皮中状，剧则不能食，身疼重，烦躁，小便不利，此为黄汗，桂枝加黄芪汤主之。

　　———————

　　①十五：宋本作"十二"。
　　②去滓，温服一升，日三服：宋本作"温服一升，须臾，饮热稀粥一升余，以助药力，温服取微汗；若不汗，更服"。
　　③诸黄家：宋本作"诸病黄家"。
　　④暮常盗汗：宋本作"又身常暮卧盗汗出者"。
　　⑤荣气热：宋本作"劳气"。
　　⑥胸：宋本作"胸中"。
　　⑦汗出：宋本作"必汗出"。

212. 桂枝加葛根汤

桂加葛根走经输，项背几几有汗出，
桂枝原方葛四两，解肌祛风效力足。

桂枝三两①（去皮）　芍药三两②　甘草二两（炙）　生姜三两（切）　大枣十二枚（劈）　葛根四两

上六味，先以水七升，煮葛根去上沫，纳诸药，煮取三升，去滓，温服一升，日三服，不须啜粥，余如桂枝将息及禁忌法。

寒病，骨痛，阴痹，腹胀，腰痛，大便难，肩背颈项引痛，脉沉而迟，此寒邪干肾也，桂枝加葛根汤主之；其著也，则两胭痛，甘草干姜茯苓白术汤主之。（桂本《伤寒杂病论卷第五·寒病脉证并治第十二》）

太阳病，项背强几几，及③汗出，恶风者，桂枝加葛根汤主之。

_____

①、②三两：宋本作"二两"。
③及：宋本作"反"。

213. 桂枝加桂汤

桂枝加桂治奔豚，气从少腹上冲心，
原方增至五两桂，烧针令汗被寒侵。

桂枝五两① 芍药三两 生姜三两（切） 甘草二两（炙） 大枣十二枚（劈）

上五味，以水七升，煮取三升，去滓，温服一升，日三服。

烧针令其汗②，针处被寒，核起而赤者，必发奔豚，气从少腹上冲心者，灸其核上各一壮，与桂枝加桂汤③。

─────────

①五两：宋本《伤寒论》作"五两（去皮）"。
②烧针令其汗：宋本《金匮要略》此前有"发汗后"。
③与桂枝加桂汤：宋本《伤寒论》此后有"更加桂二两也"。

214. 桂枝加厚朴杏子汤

桂加厚朴杏子佳，杏粒五十朴二加，
中风微喘表未解，喘家复作效堪夸。

桂枝三两① 芍药三两 甘草二两（炙） 厚朴二两② 杏仁五十枚（去皮尖） 生姜三两（切） 大枣十二枚（劈）

上七味，以水七升，微火煮取三升，去滓，温服一升，覆取微似汗。

太阳病，下之微喘者，表未解故也，桂枝加厚朴杏子汤主之。

喘家作，桂枝汤加厚朴、杏子<u>与之</u>佳。

---

①三两：宋本作"三两（去皮）"。
②二两：宋本作"二两（炙，去皮）"。

215. 桂枝加附子汤

桂加附子治漏汗，附子一枚阳保全，
四肢微急难屈伸，其人恶风小便难。

桂枝三两（去皮） 芍药三两 甘草二两①（炙） 生姜三两（切） 大枣十二枚（劈） 附子一枚（炮，去皮，破八片）

上六味，以水七升，煮取三升，去滓，温服一升，日三服，将息如桂枝汤法。

太阳病，发汗，遂漏不止，其人恶风，小便难，四肢微急，难以屈伸者，桂枝加附子汤主之。

---

①二两：宋本作"三两"。

216. 桂枝加龙骨牡蛎汤

桂加龙牡三两敲，男子失精女梦交，
脉得诸芤动微紧，目眩发落阴寒消。

桂枝三两　芍药三两　甘草二两（<u>炙</u>）生姜三
两　大枣十二枚　龙骨三两　牡蛎三两

上七味，以水七升，煮取三升，<u>去滓</u>，分温三
服。

失精家，少阴脉①弦急，阴头寒，目眩，发落，
脉极虚芤迟者，为清谷、亡血、失精；脉得诸芤动
微紧者，男子则失精，女子则梦交，桂枝加龙骨牡
蛎汤主之，<u>天雄散亦主之。</u>

---

①少阴脉：宋本作"少腹"。

217. 桂枝芍药知母甘草汤①

桂本：

桂枝芍药知母甘，桂本方名可供参，
桂芍三两知甘二，宋本迥异要细探。

宋本：

桂枝芍药知母汤，附子二枚五术姜，
防桂知四二甘麻，芍药三两宋本方。

桂枝三两　芍药三两　知母二两　甘草二两
上四味，以水六升，煮取三升，去滓，温服一升，日三服。②

诸肢节疼痛，身体羸瘦③，脚肿如脱，头眩，短气，温温欲吐者，桂枝芍药知母甘草汤主之。

---

①桂枝芍药知母甘草汤：宋本作"桂枝芍药知母汤"。

②宋本方药组成与煎服法：桂枝四两　芍药三两　甘草二两　麻黄二两　生姜五两　白术五两　知母四两　防风四两　附子二两（炮）上九味，以水七升，煮取二升，温服七合，日三服。

③羸瘦：宋本作"魁羸"。

218. 桂枝当归汤

桂枝当归厥阴病，心烦呕逆夏一升，
桂柏草二三归芍，沉弦而急热时悚。

桂枝二两　当归三两　半夏一升　芍药三
两　黄柏二两　甘草二两（炙）

上六味，以水七升，煮取四升，去滓，分温三
服。

传厥阴，脉沉弦而急，发热，时悚，心烦，呕
逆，宜桂枝当归汤；吐蛔者，宜乌梅丸。（桂本《伤
寒杂病论卷第三·伤寒例第四》）

219. 桂枝当归牡丹皮桃仁枳实汤

桂枝归丹桃枳美，桂丹三两二枳归，
桃枚二十肝脏结，沉弦而急脉象随。

桂枝三两（去皮）　当归二两　牡丹皮三两　桃
仁二十枚（去皮尖）　枳实二两

上五味，以水八升，煮取三升，去滓，温服一

升，日三服。

假令肝脏结，则两胁痛而呕，脉沉弦而结者，宜吴茱萸汤；若发热不呕者，此为实，脉当沉弦而急，桂枝当归牡丹皮桃仁枳实汤主之。(桂本《伤寒杂病论卷第八·辨太阳病脉证并治下》)

220. 桂枝汤

桂枝汤治太阳风，桂芍生姜三两同，
枣枚十二甘二两，解肌还籍粥之功，
温覆微汗勿流漓，不瘥连服多付应。

桂枝三两（去皮） 芍药三两 甘草二两（炙） 生姜三两（切） 大枣十二枚（劈）

上五味，吹咀，以水七升，微火煮取三升，去滓，适寒温，服一升。服已须臾，啜热稀粥一升余，以助药力，温覆令一时许，遍身漐漐微似有汗者益佳，不可令如水流漓，病必不除。若一服汗出病差，停后服，不必尽剂。若不汗，更服依前法。又不汗，后服小促其间，半日许令三服尽。若病重者，一日一夜服，周时观之。服一剂尽，病证犹在者，更作服，若汗不出，乃服至二三剂。禁生冷、黏滑、肉面、五辛、酒酪、臭恶等物。

湿气在外，因风相搏，流于经络，骨节烦疼，卧不欲食，脉浮缓，按之涩，桂枝汤微发其汗，令风湿俱去；若恶寒，身体疼痛，四肢不仁，脉浮而细紧，此为寒气，并桂枝麻黄各半汤主之。（桂本《伤寒杂病论卷第五·湿病脉证并治第九》）

太阳中风，阳浮而阴弱，阳浮者热自发；阴弱者汗自出，啬啬恶寒，淅淅恶风，翕翕发热，鼻鸣，干呕者，桂枝汤主之。

太阳病，头痛，发热，汗出，恶风，桂枝汤主之。

太阳病，下之后，其气上冲者，可与桂枝汤，方用前法。若不上冲者，不可与之。

太阳病，初服桂枝汤，反烦不解者，先刺风府、风池，却与桂枝汤[①]。

太阳病，外证未解，脉浮弱者，当以汗解，宜桂枝汤。

太阳病，外证未解，不可下也，下之为逆，欲解外者，宜桂枝汤。

太阳病，先发汗不解，而复下之，脉浮者不愈。浮为在外，而反下之，故令不愈。今脉浮，故知在外，当须解外则愈，宜桂枝汤。

病人常自汗出者，此为荣气和，卫气不谐也。

所以然者，荣行脉中，卫行脉外，卫气不共荣气谐和故也，复发其汗则愈，宜桂枝汤。

【宋】病常自汗出者，此为荣气和。荣气和者，外不谐，以卫气不共荣气谐和故尔。以荣行脉中，卫行脉外，复发其汗，荣卫和则愈，宜桂枝汤。

病人脏无他病，时发热自汗出而不愈者，此卫气不和也。先其时发汗则愈，宜桂枝汤。

伤寒，不大便六七日，头痛有热者，与承气汤。其小便清者，知不在里，仍在表也，当须发汗②，宜桂枝汤。

伤寒，发汗已，解，半日许复烦，脉浮紧③者，可更发汗，宜桂枝汤。

伤寒，医下之，续得下利清谷不止，身疼痛者，急当救里；后身疼痛，清便自调者，急当救表。救里宜四逆汤，救表宜桂枝汤。

太阳病，发热汗出者，此为荣弱卫强，故使汗出，欲救邪风者，宜桂枝汤。

伤寒，大下后，复发汗，心下痞，恶寒者，表未解也，不可攻痞，当先解表，后攻其痞④，解表宜桂枝汤，攻痞宜大黄黄连黄芩泻心汤⑤。

阳明病，脉迟，汗出多，微恶寒者，表未解也，可发汗，宜桂枝汤。

病人烦热，汗出则解，又如疟状，日晡所发热者，属阳明也。脉实者，宜下之；脉浮大⑥者，宜发汗。下之与大承气汤，发汗宜桂枝汤。

太阴病，脉浮者，可发汗，宜桂枝汤。

下利，腹胀满，身体疼痛者，先温其里，乃攻其表。温里宜四逆汤，攻表宜桂枝汤。

吐、利止，而身痛不休者，当消息和解其外，宜桂枝汤⑦。

师曰：妇人得平脉，阴脉小弱，其人呕⑧，不能食，无寒热，此为妊娠，桂枝汤主之。于法六十日当有此证，设有医治逆者，却一月，加吐下者，则绝之。

【宋】服桂枝汤，大汗出，脉洪大者，与桂枝汤，如前法。若形似疟，一日再发者，汗出必解，宜桂枝二麻黄一汤。

---

①却与桂枝汤：宋本作"却与桂枝汤则愈"。

②当须发汗：宋本于此后有"若头痛者，必衄"。

③紧：宋本作"数"。

④后攻其痞：宋本作"表解乃可攻痞"。

⑤大黄黄连黄芩泻心汤：宋本作"大黄黄连泻心汤"。

⑥大：宋本作"虚"。

⑦宜桂枝汤：宋本于此后有"小和之"。

⑧呕：宋本作"渴"。

221. 桂枝附子汤

桂枝附子风湿痹，附子三枚二甘益，
桂四姜三枣十二，浮虚而涩脉象取。

桂枝四两（去皮）　附子二枚（炮）[①]　甘草二
两（炙）　生姜三两（切）　大枣十二枚（劈）

上五味，以水六升，煮取三升[②]，去滓，分温三
服。

伤寒八九日，风湿相搏[③]，不能自转侧，不呕
不渴，脉浮虚而涩者，桂枝附子汤主之；若大便坚，
小便自利者，白术附子汤[④]主之。

————————

①附子二枚（炮）：宋本作"附子三枚（炮，去皮，破）"。
②三升：宋本作"二升"。
③宋本此句后有"身体疼烦"四字。
④白术附子汤：宋本作"去桂加白术汤"。

222. 桂枝茯苓枳实芍药甘草汤

桂苓枳芍甘草汤，桂芍用三甘一尝，

枳苓二两肾脏结，小腹急痛便赤伤。

桂枝三两（去皮）　茯苓二两　枳实二两　芍药三两　甘草一两（炙）

上五味，以水六升，煮取三升，去滓，温服一升，日三服。

肾脏结，少腹鞕，隐隐痛，按之如有核，小便乍清乍浊，脉沉细而结，宜茯苓桂枝甘草大枣汤；若小腹急痛，小便赤数者，此为实，宜桂枝茯苓枳实芍药甘草汤。(桂本《伤寒杂病论卷第八·辨太阳病脉证并治下》)

223. 桂枝茯苓白术细辛汤

**桂苓术辛两足肿，湿气在下中水冷，
辛二苓四桂术三，脉沉而涩腰下重。**

桂枝三两　茯苓四两　白术三两　细辛二两

上四味，以水六升，煮取二升，去滓，温服一升，日再服。

湿气在下，中于水冷，从腰以下重，两足肿，

脉沉而涩者，桂枝茯苓白术细辛汤主之。（桂本《伤寒杂病论卷第五·湿病脉证并治第九》）

224. 桂枝茯苓丸

桂枝茯苓桃芍丹，等分蜜丸癥痼拦，

饭前一丸兔屎大，不知加至三丸安。

桂枝　茯苓　牡丹[①]　桃仁[②]　芍药 各等分

上五味，末之，炼蜜为丸，如兔屎大，每日食前服一丸。不知，可渐加至三丸。

妇人宿有癥病，经断未及三月，而得漏下不止，胎动在脐上者，此为癥痼害。妊娠六月动者，前三月经水利时，胎也。下血者，断后三月衄也[③]。所以血不止者，其癥不去故也，当下其癥，桂枝茯苓丸主之。

---

①牡丹：宋本作"牡丹去心"。

②桃仁：宋本作"桃仁去皮尖，熬"。

③断后三月衄也：宋本作"后断三月衃也"。

*225.*桂枝麻黄各半汤

桂本：

桂枝麻黄名各半，肌表微邪不得散，
面有热色身必痒，三合麻桂合六餐。

宋本：

桂枝麻黄各半服，桂枝一两十六铢，
二十四杏枣四枚，芍甘姜麻一两符。

即桂枝汤三合，麻黄汤三合，并为六合，顿服之，将息如桂枝汤法。[①]

湿气在外，因风相搏，流于经络，骨节烦疼，卧不欲食，脉浮缓，按之涩，桂枝汤微发其汗，令风湿俱去；若恶寒，身体疼痛，四肢不仁，脉浮而细紧，此为寒气，并桂枝麻黄各半汤主之。（桂本《伤寒杂病论卷第五·湿病脉证并治第九》）

太阳病，得之八九日，如疟状，发热恶寒，热多寒少，其人不呕，清便欲自可，一日二三度发。脉微缓者，未[②]欲愈也；脉微而恶寒，此阴阳俱虚，不可更发汗、更吐下也；面色反有热色者，未欲解也，以其不能得小汗出，身必痒，宜桂枝麻黄各半汤。

①宋本方药组成及煎服法：桂枝一两十六铢，去皮　芍药　生姜切　甘草炙　麻黄各一两，去节　大枣四枚擘　杏仁二十四枚，汤浸，去皮尖及两仁者。　上七味，以水五升，先煮麻黄一二沸，去上沫，内诸药，煮取一升八合，去滓，温服六合。

②未：宋本作"为"。

226. 桔梗甘草枳实芍药汤

桔甘枳芍风乘肺，桔芍三两枳四枚，
甘二咳喘或唾血，浮弦而数痛肩背。

桔梗三两　甘草二两　枳实四枚　芍药三两
上四味，以水六升，煮取三升，去滓，温服一升，日三服。

风病，咳而喘息有音，甚则唾血，嗌干，肩背痛，脉浮弦而数，此风邪乘肺也，桔梗甘草枳实芍药汤主之；若流于大肠，则大便燥结，或下血，桔梗甘草枳实芍药加地黄牡丹汤主之。（桂本《伤寒杂病论卷第五·伤风病脉证并治第十一》）

227. 桔梗甘草枳实芍药加地黄牡丹汤

桔甘枳芍加地丹，地三丹二风病怨，
大便燥结成下血，风邪乘肺入肠安。

桔梗三两　甘草二两　枳实四枚　芍药三
两　地黄三两　牡丹皮二两

上六味，以水六升，煮取三升，去滓，温服一
升，日三服。

风病，咳而喘息有音，甚则唾血，嗌干，肩背
痛，脉浮弦而数，此风邪乘肺也，桔梗甘草枳实芍
药汤主之；若流于大肠，则大便燥结，或下血，桔
梗甘草枳实芍药加地黄牡丹汤主之。（桂本《伤寒杂
病论卷第五·伤风病脉证并治第十一》）

228. 桔梗甘草茯苓泽泻汤

桔甘苓泽主，妇人涎沫吐，
三二三二配，饮化肺气舒。

桔梗三两　甘草二两　茯苓三两　泽泻二两

上四味，以水五升，煮取三升，去滓，温服一升，日三服。

妇人吐涎沫，医反下之，心下即痞，当先治其吐涎沫，后治其痞，治吐宜桔梗甘草茯苓泽泻汤，治痞宜泻心汤。（桂本《伤寒杂病论卷第十六·辨妇人各病脉证并治》）

229. 桔梗汤

桔梗汤方治肺痈，浊唾腥臭时吐脓，
桔梗一两甘草二，少阴咽痛有奇功，
膈间停留瘀血证，吐血色黑方亦通。

桔梗一两　甘草二两
上二味，以水三升，煮取一升，去滓，温分再服[①]。

膈间停留瘀血，若吐血色黑者，桔梗汤主之。（桂本《伤寒杂病论卷第十五·辨瘀血吐衄下血疮痈病脉证并治》）
少阴病，二三日，咽中痛者，可与甘草汤；不差，与桔梗汤。

咳而胸满，振寒，脉数，咽干不渴，时出浊唾腥臭，久久吐脓如米粥者，此为肺痈，桔梗汤主之。

---

①去滓，温分再服：宋本作"分温再服，则吐脓血也。"

230. 栝蒌牡蛎散

栝蒌牡蛎等份研，白饮和服寸匙间，
百合洗方洗之后，不瘥仍渴此方遣。

栝蒌根　牡蛎〔熬〕各等分
上二味，捣为散，白饮和服方寸匙，日三服。

百合病，一月不解，变成渴者，百合洗方主之；不差①，栝蒌牡蛎散主之。

---

①不差：宋本作"百合病渴不差者"。

231. 栝蒌茯苓汤

栝蒌茯苓夏连草，大蒌一枚草一熬，
苓夏三两二黄连，伤暑水逆弱滑疗。

栝蒌大者一枚（共皮、子捣） 茯苓三两　半夏
三两（洗） 黄连二两　甘草一两（炙）

上五味，以水五升，煮取二升，温服一升，日
再服。

伤暑，心下有水气，汗出，咳嗽，渴欲饮水，
水入则吐，脉弱而滑，栝蒌茯苓汤主之。（桂本《伤
寒杂病论卷第五·伤暑病脉证并治第七》）

232. 栝蒌桂枝汤

栝蒌桂枝治柔痉，体强几几太阳病，
蒌根三两桂枝汤，脉反沉迟津失供。

栝蒌根三两① 桂枝三两（去皮） 甘草二两
（炙） 芍药三两　生姜二两②（切） 大枣十二枚
（劈）

上六味，以水七升，微火煮取三升，去滓，适寒温服一升，日三服。③

太阳证，其证备，身体强几几然，脉反沉迟，此为痉，栝蒌桂枝汤主之。

---

①三两：宋本作"二两"。
②二两：宋本作"三两"。
③宋本煎服法作："上六味，以水九升，煮取三升，分温三服，取微汗。汗不出，食顷，啜热粥发之。"

233. 栝蒌薤白白酒汤

栝蒌薤白白酒汤，喘息咳唾胸痹畅，
蒌实一枚薤半斤，白酒七升供煮汤。

栝蒌实一枚（捣）　薤白半斤　白酒七升
上三味，同煮，取二升，分温再服。

胸痹①，喘息咳唾，胸背痛②，寸脉沉迟，关上小紧数者，栝蒌薤白白酒汤主之。

①胸痹：宋本作"胸痹之病"。
②胸背痛：宋本作"胸背痛，短气"。

234. 栝蒌薤白半夏汤

栝蒌薤白半夏措，心痛彻背不得卧，
蒌实一枚夏半升，白酒一斗薤三酌，
四味同煮不需水，一日三服莫错过。

栝蒌实一枚（捣）　薤白三两　半夏半升　白酒一斗

上四味，同煮，取四升，<u>去滓</u>，温服一升，日三服。

胸痹，不得卧，心痛彻背者，栝蒌薤白半夏汤主之。

235. 栝蒌瞿麦薯蓣丸①

栝蒌瞿麦一枚附，一瞿二蒌三苓薯，
蜜丸如桐日三服，二丸不效八丸主，

小便不利有水气，口渴能止此方出。

栝蒌根二两　瞿麦一两　薯蓣二两[2]　附子一枚（炮）　茯苓三两

上五味，末之，炼蜜为丸，如梧桐子大，饮服二丸[3]，日三服。不知，可增至七八丸，以小便利、腹中温为知。

小便不利，其人有水气，若渴者，栝蒌瞿麦薯蓣丸主之。

———————

①栝蒌瞿麦薯蓣丸：宋本作"栝蒌瞿麦丸"。
②二两：宋本作"三两"。
③二丸：宋本作"三丸"。

236. 桃仁承气汤[1]

桃仁承气四大黄，桂甘硝二病如狂，
桃枚五十攻蓄血，少腹急结用此方。

桃仁五十个（去皮尖）　大黄四两　桂枝二两[2]　甘草二两（炙）　芒硝二两

上五味，以水七升，煮四味，取二升③，去滓，纳芒硝，更上火，微沸下火，先食温服五合，日三服，当微利。

太阳病不解，热结膀胱，其人如狂，血自下，下者愈。其外不解者，尚未可攻，当先解外；外解已，但少腹急结者，乃可攻之，宜桃仁承气汤。

————————

①桃仁承气汤：宋本作"桃核承气汤"。
②二两：宋本作"二两去皮"。
③二升：宋本作"二升半"。

237. 桃花汤

桃花汤方治久痢，一斤石脂一升米，
干姜一两供温中，下利或见脓血宜，
米熟汤成需加药，石脂粉末方寸匕。

赤石脂一斤（一半全用，一半筛末）　干姜一两　粳米一升

上三味，以水七升，煮米令熟，去滓，温服七合，纳赤石脂末方寸匙，日三服。若一服愈，余勿

服。

少阴病，下利便脓血者，桃花汤主之。

少阴病，二三日至四五日，腹痛，小便不利，下利不止，便脓血者，桃花汤主之。

238. 柴胡加芒硝汤

柴胡加硝用二两，少阳潮热腹实荡，
柴胡二两十六铢，参甘姜芩一两仿，
二十铢夏枣四枚，汤成入硝微沸尝。

柴胡二两十六铢　黄芩一两　人参一两　甘草一两（炙）　生姜一两（切）　芒硝二两　大枣四枚　半夏二十铢

上八味，以水四升，煮取二升，去滓，纳芒硝，更煮微沸，分温再服，不解更作。

伤寒十三日，不解，胸胁满而呕，日晡所发潮热，已而微利，此本柴胡证，下之以不得利，今反利者，知医以丸药下之，非其治也。潮热者，实也，宜先服小柴胡汤以解外，后以柴胡加芒硝汤主之。

239. 柴胡加龙骨牡蛎汤

柴加龙牡用桂丹，参苓姜芩一两半，
柴四黄二枣六枚，二合半量半夏掺，
大黄后下铅要裹，胸满溲难与惊谵。

柴胡四两　龙骨一两半　黄芩一两半　生姜一两半　人参一两半　桂枝①一两半　茯苓一两半　半夏二合半　大黄二两　牡蛎一两半　大枣六枚（劈）　铅丹一两半

上十二味，以水八升，煮取四升，纳大黄，切如棋子，更煮一二沸，去滓，温服一升，日三服，夜一服。

伤寒八九日，下之，胸满，烦惊，小便不利，谵语，一身尽重，不可转侧，柴胡加龙骨牡蛎汤主之。

———————

①桂枝：宋本作"桂枝去皮"。

240. 柴胡芍药枳实甘草汤

柴芍枳甘治口苦，风邪乘肝流于腑，
枳实四枚芍甘三，柴胡八两来相伍。

柴胡八两　芍药三两　枳实四枚（炙）　甘草三两（炙）

上四味，以水一斗，煮取六升，去滓，再煎取三升，温服一升，日三服。

风病，头痛，多汗，恶风，腋下痛，不可转侧，脉浮弦而数，此风邪干肝也，小柴胡汤主之；若流于腑，则口苦，呕逆，腹胀，善太息，柴胡芍药枳实甘草汤主之。（桂本《伤寒杂病论卷第五·伤风病脉证并治第十一》）

少阳病，气上逆，今胁下痛，甚则呕逆，此为胆气不降也，柴胡芍药枳实甘草汤主之。（桂本《伤寒杂病论卷第十·辨少阳病脉证并治》）

241. 柴胡桂枝汤

柴胡桂枝两方合，原方用量取半得，

发热恶寒支节疼，心下支结微呕脱，

风邪乘肾面目肿，脊痛骨痿沉弦疴。

桂枝一两半[①]　芍药一两半　甘草一两（炙）　柴胡四两　半夏二合半[②]　人参一两半　黄芩一两半　生姜一两半[③]　大枣六枚（劈）

上九味，以水七升，煮取三升，去滓，温服一升，日三服。

风病，面目浮肿，脊痛不能正立，隐曲不利，甚则骨痿，脉沉而弦，此风邪乘肾也，柴胡桂枝汤主之。（桂本《伤寒杂病论卷第五·伤风病脉证并治第十一》）

伤寒六七日，发热微恶寒，支节烦疼，微呕，心下支结，外证未去者，柴胡桂枝汤主之。

【宋】《外台》柴胡桂枝汤方　治心腹卒中痛者。

---

①一两半：宋本作"一两半（去皮）"。

②二合半：宋本作"二合半（洗）"。

③一两半：宋本作"一两半（切）"。

242. 柴胡桂枝干姜汤

柴胡桂枝干姜汤，八柴二草蛎干姜，
蒌根四两桂芩三，胸胁支结头汗满，
小便不利渴不呕，往来寒热心烦伤。

柴胡半斤　桂枝三两[①]　干姜二两　栝蒌根四两　黄芩三两　牡蛎二两（熬）　甘草二两（炙）

上七味，以水一斗二升，煮取六升，去滓，再煎取三升，温服一升，日三服。初服微烦，复服，汗出便愈。

伤寒五六日，已发汗而复下之，胸胁满、微结，小便不利，渴而不呕，但头汗出，往来寒热，心烦者，此为未解也，柴胡桂枝干姜汤主之。

疟病，多寒，或但寒不热者，此为牡疟，蜀漆散主之，柴胡桂姜汤亦主之。

【宋】《外台秘要》柴胡桂姜汤：治疟寒多微有热，或但寒不热。服一剂如神。

---

①三两：宋本作"三两去皮"。

243. 柴胡黄芩芍药半夏甘草汤

柴芩芍夏甘草汤，柴四芩三用之良，
芍夏甘草二两配，两腋急痛服之康。

柴胡四两　黄芩三两　芍药二两　甘草二两
（炙）　半夏二两

上五味，以水五升，煮取三升，去滓，分温三
服。

寒病，两胁中痛，寒中行善掣节，逆则头痛，
耳聋，脉弦而沉迟，此寒邪乘肝也，小柴胡汤主之；
其著也，则两腋急痛，不能转侧，柴胡黄芩芍药半
夏甘草汤主之。（桂本《伤寒杂病论卷第五·寒病脉
证并治第十二》)

244. 射干麻黄汤

射干麻黄饮伏肺，鸣如水鸡咳逆罪，
夏味半升生姜四，射麻辛三枣七枚，
宋本尚有二味药，紫菀冬花三两追。

射干三两①　　麻黄三两②　　半夏半升③　　五味子
半升　生姜四两　细辛三两　大枣七枚④

上七味，以水一斗二升，先煮麻黄，去上沫，
纳诸药，煮取三升，分温三服。

咳而气逆⑤，喉中作水鸡声者，射干麻黄汤主
之。

---

①三两：宋本作"十三枚，一法三两"。
②三两：宋本作"四两"。
③半升：宋本作"大者，洗，八枚"。
④此方宋本尚有"紫菀三两　款冬花三两"。
⑤气逆：宋本作"上气"。

245. 胶艾汤①

胶艾汤方治崩漏，量多色淡莫愁忧，
艾归三两芍用四，芎草胶二地黄六，
三升清酒五升水，阿胶烊化入汤优。

地黄六两②　芎䓖二两　阿胶二两　艾叶三两　当
归三两　芍药四两　甘草二两

上七味，以水五升，清酒三升，煮六味，取三

升，去滓，纳胶烊消，温服一升，日三服③。

师曰：妇人有漏下者；有半产后续下血都不绝者；有妊娠下血者。假令妊娠腹中痛者，此为胞阻，胶艾汤主之。

———————

①胶艾汤：宋本为"芎归胶艾汤"。
②地黄六两：宋本为"干地黄四两"。
③日三服：宋本此后有"不差更作"。

246. 胶姜汤

胶姜妇人陷经方，漏下色黑如块淌，
芎草二两地黄六，生姜归芍胶三尝，
清酒三升水五升，六味煮汁入胶烊。

阿胶三两　地黄六两　芎䓖二两　生姜三两（切）　当归三两　芍药三两　甘草二两（炙）

上七味，以水五升，清酒三升，先煮六味，取三升，去滓，纳胶烊消，温服一升，日三服。

妇人陷经，漏下色黑如块者①，胶姜汤主之。

247. 狼牙汤

狼牙汤是外洗方，狼牙三两细称量，
少阴之脉滑而数，阴中蚀烂如生疮。

狼牙三两

上一味，以水四升，煮取半升，去滓，以绵缠
箸如茧大，浸汤沥阴中，洗之，日四遍。

少阴脉滑而数者，阴中疮也。蚀烂者，狼牙汤
主之。

【宋】少阴脉滑而数者，阴中即生疮，阴中蚀疮
烂者，狼牙汤洗之。

248. 调胃承气汤

调胃承气力平缓，大黄四两能攻坚，

二两甘草补中州，芒硝半升燥结软。

甘草二两（炙）　芒硝半升①　大黄四两（酒洗）

上三味，以水三升，煮二物至一升，去滓，纳芒硝，更上微火一两沸，温顿服之，以调胃气。

传阳明，脉大而数，发热，汗出，口渴，舌燥，宜白虎汤。不差，与承气汤。（桂本《伤寒杂病论卷第三·伤寒例第四》）

风温者，因其人素有热，更伤于风，而为病也，脉浮弦而数，若头不痛者，桂枝去桂加黄芩牡丹汤主之。若伏气病温，误发其汗，则大热烦冤，唇焦，目赤，或衄，或吐，耳聋，脉大而数者，宜白虎汤；大实者，宜承气辈；若至十余日则入于里，宜黄连阿胶汤。何以知其入里？以脉沉而数、心烦不卧，故知之也。（桂本《伤寒杂病论卷第四·温病脉证并治第六》）

伤寒，脉浮，自汗出，小便数，心烦，微恶寒，脚挛急，反与桂枝汤，欲攻其表，此误也，得之便厥，咽中干，烦躁，吐逆者，作甘草干姜汤与之，以复其阳；若厥愈足温者，更作芍药甘草汤与之，其脚即伸；若胃气不和，谵语者，少与调胃承气汤；若重发汗，复加烧针者，四逆汤主之。

发汗后，恶寒者，虚故也；不恶寒，但热者，实也，当和胃气，与调胃承气汤。

太阳病未解，脉阴阳俱微者[2]，必先振栗汗出而解；但阳脉微者，先汗出而解；若阴脉实[3]者，下之而解，若欲下之，宜调胃承气汤。

伤寒十三日，过经谵语者，以有热也，当以汤下之。若小便利者，大便当鞕，而反下利[4]，知医以丸药下之，非其治也。若自下利者，脉当微厥，今反和者，此为内实也，调胃承气汤主之。

阳明病，不吐、不下，心烦者，可与调胃承气汤。

太阳病二日[5]，发汗不解，蒸蒸发热者，属阳明[6]也，调胃承气汤主之。

伤寒吐后，腹胀满者，与调胃承气汤。

【宋】太阳病，过经十余日，心下温温欲吐，而胸中痛，大便反溏，腹微满，郁郁微烦。先此时自极吐下者，与调胃承气汤。若不尔者，不可与。但欲呕，胸中痛，微溏者，此非柴胡汤证，以呕故知极吐下也。

---

①芒硝半升：桂本《伤寒杂病论》作"芒硝半斤"，宋本芒硝计量单位多作"升或合"，据宋本改为"半升"。

②微者：宋本作"停"。

③实：宋本作"微"。

④而反下利：宋本作"而反下利，脉调和者"。

⑤二日：宋本作"三日"。

⑥阳明：宋本作"胃"。

249. 通脉四逆汤

通脉四逆少阴主，下利清谷脉不出，

一枚生附草二两，干姜三两强四著，

胸胁支满膺背痛，寒邪乘心时眩仆，

桂本尚有参二两，随证加减日再服，

面有赤色葱九茎，腹痛去葱芍二入，

呕者生姜二两用，咽痛去芍桔一录，

利止无脉去桔梗，加参二两病可除。

甘草二两（炙） 附子大者一枚（生用，去皮，破八片） 干姜三两① 人参二两

上四味，以水三升，煮取一升二合，去滓，分温再服，其脉即出者愈。面色赤者，加葱九茎；腹中痛者，去葱，加芍药二两；呕者，加生姜二两；咽痛者，去芍药，加桔梗一两；利止，脉不出者，去桔梗，加人参二两②。

寒病，胸胁支满，膺背肩胛间痛，甚则喜悲，时发眩，仆而不知人，此寒邪乘心也，通脉四逆汤

主之；其著也，则肘外痛，臂不能伸，甘草泻心汤主之。（桂本《伤寒杂病论卷第五·寒病脉证并治第十二》）

少阴病，下利清谷，里寒外热，手足厥逆，脉微欲绝，身反不恶寒，其人面色赤，或腹痛，或干呕，或咽痛，或利止脉不出者，通脉四逆汤主之。

下利清谷，里寒外热，汗出而厥者，通脉四逆汤主之。

---

①三两：宋本后有"强人可四两"。
②加人参二两：宋本于此后有"病皆与方相应者，乃服之"。

250. 通脉四逆加猪胆汁汤

通脉四逆加猪胆，脉微欲绝吐下断，
汗出而厥肢拘急，胆汁半合后入啖。

甘草二两（炙）　干姜三两①　附子大者一枚（生用②）　猪胆汁半合　人参二两

上五味，以水三升，先煮四味，取一升③，去滓，纳猪胆汁，搅匀，分温再服④。

吐已，下断，汗出而厥，四肢拘急不解，脉微欲绝者，通脉四逆加猪胆汁汤主之。

---

①三两：宋本后有"强人可四两"。

②生用：宋本作"生，去皮，破八片"。

③一升：宋本作"一升二合"。

④分温再服：宋本于此后有"其脉即来，无猪胆，以羊胆代之"。

251. 烧裈散

烧裈近隐剪来烧，研末还须用水调，
同气相求疗二易，和服寸匙日三邀。

右剪取妇人中裈近隐处，烧灰，以水和服方寸匙，日三服。小便即利、阴头微肿则愈。妇人病，取男子裈裆烧，和服如法。

伤寒，阴阳易之为病，其人身体重，少气，少腹里急，或引阴中拘挛，热上冲胸，头重不欲举，眼中生花，膝胫拘急者，烧裈散主之。

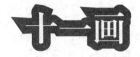

252. 理中丸

理中作汤也作丸，参术姜甘三两安，
为汤煎取日三服，为丸捣筛蜜和团，
大如鸡黄沸汤和，研碎五服[①]量可添[②]。

人参三两　干姜三两　甘草三两[③]　白术三两
上四味，捣筛，蜜和为丸，如鸡子黄大，以沸汤数合，和一丸，研碎，温服，日三服，夜二服，腹中未热，可益至三四丸[④]。

霍乱已，头痛，发热，身疼痛：热多欲饮水者，五苓散主之；寒多不饮[⑤]水者，理中丸主之。

大病差后，喜唾，久不了了，胸上有寒也，当以丸药温之，宜理中丸。

①五服：指"日三夜二服"。

②量可添：指原文"腹中未热，益至三四丸"。

③三两：宋本作"三两，炙"。

④可益至三四丸：宋本此后有：然不及汤。汤法，以四物，依两数切，用水八升，煮取三升，去滓，温服一升，日三服。若脐上筑者，肾气动也，去术，加桂四两。吐多者，去术，加生姜三两。下多者，还用术。悸者，加茯苓二两。渴欲得水者，加术，足前成四两半。腹中痛者，加人参，足前成四两半。寒者，加干姜，足前成四两半。腹满者，去术，加附子一枚。服汤后，如食顷，饮热粥一升许，微自温，勿发揭衣被。

⑤饮：宋本作"用"。

253. 理中加人参栝蒌根汤

理中加参栝蒌根，二两蒌根四两参，
汗出短气脉濡弱，霍乱吐利渴伤阴。

人参四两　白术三两　甘草三两　干姜三两　瓜蒌根二两

上五味，以水八升，煮取三升，去滓，温服一升，日三服。

霍乱，吐，利，口渴，汗出，短气，脉弱而濡者，理中加人参栝蒌根汤主之。（桂本《伤寒杂病论卷第十二·辨霍乱吐利病脉证并治》）

254. 理中加附子汤

理中加附附一枚，食谷则利无火煨，
饮水即吐阴气盛，脉迟而弱阳气微。

人参三两　白术三两　甘草三两　干姜三两　附子一枚

上五味，以水八升，煮取三升，去滓，温服一升，日三服。

饮水即吐，食谷则利，脉迟而弱者，理中加附子汤主之。（桂本《伤寒杂病论卷第十二·辨霍乱吐利病脉证并治》）

霍乱，转筋，必先其时已有寒邪留于筋间，伤其荣气，随证而发，脉当濡弱，反见弦急厥逆者，理中加附子汤主之。（桂本《伤寒杂病论卷第十二·辨霍乱吐利病脉证并治》）

255. 理中加黄芪汤

理中加芪太阴虚，黄芪三两补中气，
不吐不满无它病，遗矢无度用专一。

人参三两　白术三两　甘草三两（炙）　干姜三两　黄芪三两

上五味，以水八升，煮取三升，去滓，温服一升，日三服。

太阴病，不吐，不满，但遗矢无度者，虚故也，理中加黄芪汤主之。(桂本《伤寒杂病论卷第十·辨太阴病脉证并治》)

256. 理中汤

理中作汤也作丸，参术姜甘三两安，
为汤煎取日三服，为丸捣筛蜜和团。
大如鸡黄沸汤和，研碎五服①量可添②。

人参三两　干姜三两　白术三两　甘草三两

（炙）

上四味，以水八升，煮取三升，去滓，温服一升，日三服。

湿气在内，与脾相搏，发为中满，胃寒相将，变为泄泻，中满宜白术茯苓厚朴汤，泄泻宜理中汤。若上干肺，发为肺寒，宜小青龙汤；下移肾，发为淋漓，宜五苓散；流于肌肉，发为黄肿，宜麻黄茯苓汤；若流于经络，与热气相乘，则发痈脓；脾胃素寒，与湿久留，发为水饮；与燥相搏，发为痰饮，治属饮家。（桂本《伤寒杂病论卷第五·湿病脉证并治第九》）

寒病，腹满，肠鸣，食不化，飧泄，甚则足痿不收，脉迟而涩，此寒邪乘脾也，理中汤主之；其著也，则髀枢强痛，不能屈伸，枳实白术茯苓甘草汤主之。（桂本《伤寒杂病论卷第五·寒病脉证并治第十二》）

夫病人腹痛绕脐，此为阳明风冷，谷气不行，若反下之，其气必冲，若不冲者，心下则痞。当温之，宜理中汤。（桂本《伤寒杂病论卷第九·辨阳明病脉证并治》）

霍乱，呕、吐，下利，无寒热，脉濡弱者，理中汤主之。（桂本《伤寒杂病论卷第十二·辨霍乱吐

利病脉证并治》)

腹中胀满而痛，时时上下，痛气上则吐，痛气下则利，脉濡而涩者，理中汤主之。(桂本《伤寒杂病论卷第十二·辨霍乱吐利病脉证并治》)

霍乱证，有虚、实，因其人本有虚、实，证随本变故也。虚者，脉濡而弱，宜理中汤；实者，脉急而促，宜葛根黄连黄芩甘草汤。(桂本《伤寒杂病论卷第十二·辨霍乱吐利病脉证并治》)

自利不渴者，属太阴，以其脏有寒故也，当温之，宜服理中、四逆辈。

---

①五服：指"日三夜二服"。

②量可添：指原文中"腹中未热，益至三四丸"。

257. 排脓汤

排脓汤方与散殊，一两生姜二甘煮，
大枣十枚桔梗三，一日再服脓病除。

甘草二两　桔梗三两　生姜一两　大枣十枚

上四味，以水三升，煮取一升，去滓，温服五合，日再服。

问曰：寸口脉微浮而涩，法当亡血，若汗出。设不汗出者云何？师曰：若身有疮，被刀斧所伤，亡血故也，此名金疮①：**无脓者，王不留行散主之；有脓者，排脓散主之，排脓汤亦主之。**

----

①此名金疮：宋本作"病金疮"。

258. 排脓散

排脓散方排脓出，桔梗二分芍六入，
枳枚十六共杵散，蛋黄一枚来相伍，
药散鸡黄量相等，揉和相得饮和服。
枳实十六枚　芍药六分　桔梗二分
上三味，杵为散，取鸡子黄一枚，以药散与鸡黄相等，揉和令相得，饮和服之，日一服。

问曰：寸口脉微浮而涩，法当亡血，若汗出。

设不汗出者云何？师曰：若身有疮，被刀斧所伤，亡血故也，此名金疮①：无脓者，王不留行散主之；有脓者，排脓散主之，排脓汤亦主之。

————————

①此名金疮：宋本作"病金疮"。

259. 黄土汤

黄土汤方治血症，吐血便血均可用，
术附芩草胶地三，灶中黄土半斤称。

灶中黄土半斤　甘草三两　地黄三两　白术三两　附子三两（炮）　阿胶三两　黄芩三两

上七味，以水八升，煮取三升，去滓，分温三服①。

吐血不止者，柏叶汤主之，黄土汤亦主之。
下血，先便而后血者，此远血也，黄土汤主之。

260. 黄芩石膏杏子甘草汤

芩石杏甘温乘肺，芩三膏八甘一追，
杏枚十四渴嗽衄，脉浮数大此方推。

黄芩三两　石膏半斤（碎）　杏仁十四枚（去皮尖）　甘草一两（炙）

上四味，以水五升，煮取三升，去滓，温服一升，日三服。

病温，口渴，咳嗽，衄不止，脉浮而数大，此温邪乘肺也，黄芩石膏杏子甘草汤主之。（桂本《伤寒杂病论卷第四·温病脉证并治第六》）

261. 黄芩加半夏生姜汤

黄芩汤方夏姜入，少阳下利兼呕吐，
两半生姜半升夏，方药加减随证出。

黄芩三两　芍药二两　甘草二两（炙）　半夏半升（洗）　生姜一两半①　大枣十二枚（劈）

上六味，以水一斗，煮取三升，去滓，温服一升，日再服，夜一服。

太阳与少阳合病，自下利者，与黄芩汤；若呕者，黄芩加半夏生姜汤主之。

【宋】干呕而利者，黄芩加半夏生姜汤主之。

---

①一两半：宋本《金匮要略》作"三两"。

262. 黄芩汤

黄芩汤方治下利，太少合病用之宜，
芍甘二两芩用三，枣枚十二补中气，
若呕加入夏半升，三两生姜力更济。

黄芩三两　芍药二两　甘草二两（炙）　大枣十二枚（劈）

上四味，以水一斗，煮取三升，去滓，温服一升，日再服，夜一服。

太阳与少阳合病，自下利者，与黄芩汤；若呕者，黄芩加半夏生姜汤主之。

【宋】伤寒脉迟六七日，而反与黄芩汤彻其热。脉迟为寒，今与黄芩汤，复除其热，腹中应冷，当不能食，今反能食，此名除中，必死。

263. 黄芩牡丹皮栝蒌半夏枳实汤

芩丹蒌夏枳实伍，枚蒌二丹三芩入，
枳实二枚夏半升，燥邪乘肺此方煮，
脉弦而数胁下痛，口苦咽干目赤除。

黄芩三两　牡丹皮二两　栝蒌实大者一枚（捣）　半夏半升（洗）　枳实二枚

上五味，以水五升，煮取三升，去滓，温服一升，日三服。

燥病，目赤，口苦，咽干，胁下痛，脉弦而数，此燥邪乘肝也，黄芩牡丹皮栝蒌半夏枳实汤主之。（桂本《伤寒杂病论卷第五·伤燥病脉证并治第十》）

264. 黄芪五物加干姜半夏汤

黄芪五物加夏姜，太阴便硬短气罢，
干姜三两夏半升，去滓再煎效力佳。

黄芪三两　桂枝三两　芍药三两　生姜六两（切）　大枣十二枚（劈）　干姜三两　半夏半升（洗）

上七味，以水一斗，煮取五升，去滓，再煎取三升，分温三服。

太阴病，大便反鞕，腹中胀满者，此脾气不转也，宜白术枳实干姜白蜜汤；若不胀满，反短气者，黄芪五物加干姜半夏汤主之。（桂本《伤寒杂病论卷第十·辨太阴病脉证并治》）

265. 黄芪芍药桂枝汤[①]

黄芪芍桂苦酒汤，芍桂用三芪五两，
苦酒一升水七升，相合煮取三升尝，
黄汗沾衣如柏汁，病由汗出入水伤。

黄芪五两　芍药三两　桂枝三两

上三味，以苦酒一升，水七升，相合，煮取三升，去滓，温服一升，当心烦，服至六七日乃解。若心烦不止者，以苦酒阻故也，以美酒醯易之。

问曰：黄汗之为病，身体肿，若重汗出而发热口渴[2]，状如风水，汗沾衣，色正黄如柏汁，脉自沉，从何得之？师曰：以汗出入水中浴，水从汗孔入得之，宜黄芪芍药桂枝汤[3]。

---

①黄芪芍药桂枝汤：宋本作"黄芪芍药桂枝苦酒汤"。
②若重汗出而发热口渴：宋本作"发热汗出而渴"。
③黄芪芍药桂枝汤：宋本作"芪芍桂酒汤主之"。

266. 黄芪当归汤

黄芪当归效堪夸，妇人半产或漏下，
当归半两黄芪三，其脉虚弱仔细把。

黄芪三两　当归半两

上二味，以水五升，煮取三升，去滓，温服一升，日三服。

仲景 方歌 方证 速记 手册

妇人半产，若漏下者，旋覆花汤主之；脉虚弱者，黄芪当归汤主之。（桂本《伤寒杂病论卷第十六·辨妇人各病脉证并治》）

267. 黄芪建中汤

黄芪建中体虚服，虚劳里急诸不足，
小建中加两半芪，急当甘缓虚当补，
气短胸满增生姜，三两变成四两煮，
如逢腹满胀难消，加茯两半大枣出，
大便秘结去大枣，加入枳实两半入，
肺气虚损加半夏，三两可把痰饮除。

桂枝三两[①] 甘草二两[②]（炙） 大枣十二枚 芍药六两 生姜三两[③] 胶饴一升 黄芪一两半

气短、胸满者，加生姜一两；腹满者，去大枣，加茯苓一两半；大便秘结者，去大枣，加枳实一两半；肺气虚损者，加半夏三两[④]。

虚劳里急，诸不足者，黄芪建中汤主之。

①三两：宋本作"三两，去皮"。

②二两：宋本作"三两"。

③三两：宋本作"二两"。

④肺气虚损者，加半夏三两：宋本作"及疗肺虚损不足，补气加半夏三两"。

268. 黄芪桂枝五物汤

黄芪桂枝五物汤，芪芍桂三六生姜，
枣枚十二血气补，血痹不仁风痹状。

黄芪三两　桂枝三两　芍药三两　生姜六两　大枣十二枚

上五味，以水六升，煮取二升，温服七合，日三服。

血痹，阴阳俱微，或寸口、关上微，尺中小、紧，外证身体不仁，如风痹状，黄芪桂枝五物汤主之。

269. 黄芪桂枝茯苓细辛汤

芪桂苓辛湿在上，头痛项强雾露伤，
辛一桂二芪苓三，脉浮而涩额痛帮。

黄芪三两　桂枝二两　茯苓三两　细辛一两
上四味，以水五升，煮取三升，去滓，温服一升，日三服。

湿气在上，中于雾露，头痛，项强，两额疼痛，脉浮而涩者，黄芪桂枝茯苓细辛汤主之。(桂本《伤寒杂病论卷第五·湿病脉证并治第九》)

270. 黄连石膏半夏甘草汤

连石夏甘渴嗽喘，一两一斤半升三，
痛引胸中不得息，热邪乘肺脉数短。

黄连一两　石膏一斤（碎，棉裹）　半夏半升（洗）甘草三两
上四味，以水六升，煮取三升，去滓，温服一升，日三服。

热病，口渴，喘，嗽，痛引胸中，不得太息，脉短而数，此热邪乘肺也，黄连石膏半夏甘草汤主之。（桂本《伤寒杂病论卷第五·热病脉证并治第八》）

271. 黄连半夏石膏甘草汤

连夏石甘暑干心，连三甘二膏一斤，
夏半脉数卧不安，烦躁谵语舌赤循。

黄连三两　半夏半升　石膏一斤（碎，棉裹）　甘草二两（炙）

上四味，以水五升，煮取三升，去滓，温服一升，日三服。

伤暑，夜卧不安，烦躁，谵语，舌赤，脉数，此为暑邪干心也，黄连半夏石膏甘草汤主之。（桂本《伤寒杂病论卷第五·伤暑病脉证并治第七》）

272. 黄连汤

黄连汤中夏半升，连桂姜草三两烹，
枣枚十二参二两，腹痛欲呕寒热通。

黄连三两　甘草三两（炙）　干姜三两　桂枝三两①　人参二两　半夏半升（洗）　大枣十二枚（劈）

上七味，以水一斗，煮取六升，去滓，温服一升，日三服，夜三服②。

伤寒，胸中有热，胃中有邪气，腹中痛，欲呕③者，黄连汤主之。

---

①三两：宋本作"三两（去皮）"。
②温服一升，日三服，夜三服：宋本作"温服，昼三夜二"。
③呕：宋本作"呕吐"。

273. 黄连阿胶汤

黄连阿胶阴血少，连四胶三二芩芍，
三味煎汤胶再烊，两枚蛋黄后入搅，
心烦不卧脉沉数，风温入里此方保。

黄连四两　芍药二两　黄芩二两　阿胶三两　鸡子黄二枚

　　上五味，以水六升，先煮三物，取二升，去滓，纳阿胶烊消，小冷，纳鸡子黄，搅令相得，温服七合，日三服。

　　风温者，因其人素有热，更伤于风，而为病也，脉浮弦而数，若头不痛者，桂枝去桂加黄芩牡丹汤主之。若伏气病温，误发其汗，则大热烦冤，唇焦，目赤，或衄，或吐，耳聋：脉大而数者，宜白虎汤；大实者，宜承气辈；若至十余日则入于里，宜黄连阿胶汤。何以知其入里？以脉沉而数、心烦不卧，故知之也。（桂本《伤寒杂病论卷第四·温病脉证并治第六》）

　　少阴病，得之二三日以上，心中烦，不得卧者，黄连阿胶汤主之。

274. 黄连阿胶半夏桃仁茯苓汤

黄连阿胶夏桃苓，心中热痛而烦增，
连苓三两阿胶二，桃枚二十夏半升，
脉大弦急心脏结，判为实证方可用。

　　黄连三两　阿胶二两　半夏半升（洗）　桃仁二十枚（去皮尖）　茯苓三两

　　上五味，以水五升，先煮四味，取二升，去滓，纳胶烊消，温服一升，日再服。

　　心脏结，则心中痛，或在心下，郁郁不乐，脉大而涩，连翘阿胶半夏赤小豆汤主之；若心中热痛而烦，脉大而弦急者，此为实也，黄连阿胶半夏桃仁茯苓汤主之。（桂本《伤寒杂病论卷第八·辨太阳病脉证并治下》）

275. 黄连茯苓汤

黄连茯苓治疫利，连二苓芍芩三需，
一升半夏逆气降，两半阿胶将阴济，
胸中热甚连三两，腹满厚朴二两齐，
虚人二两甘草用，渴者去夏二蒌易。

　　黄连二两　茯苓三两　阿胶一两半　芍药三两　黄芩三两　半夏一升

　　上六味，以水一斗，先煮五味，取三升，去滓，纳胶烊消，分温三服。若胸中热甚者，加黄连一两，合前成三两；腹满者，加厚朴二两；人虚者，加甘草二两；渴者，去半夏，加栝蒌根二两。

便脓血，相传为病，此名疫利。其原因于夏，而发于秋。热燥相搏，逐伤气血，流于肠间，其后乃重，脉洪变数，黄连茯苓汤主之。（桂本《伤寒杂病论卷第十一·辨厥阴病脉证并治》）

276. 黄连粉

**黄连粉方桂本出，甘草黄连十分入，
为散外用并内服，浸淫疮病效力足。**

黄连十分　甘草十分
上二味，捣为末，饮服方寸匙，并粉其疮上。

浸淫疮，黄连粉主之。

277. 黄连黄芩栀子牡丹芍药汤

**连芩栀子丹芍汤，发热头痛风温酿，
栀子常用十四枚，芩连丹芍各三两，**

手足拘急面色赤，浮弦而数脉也详。

黄连三两　黄芩三两　栀子十四枚（劈）　牡丹三两　芍药三两

上五味，以水六升，煮取三升，去滓，温服一升，日三服。

病温，头痛，面赤，发热，手足拘急，脉浮弦而数，名曰风温，黄连黄芩栀子牡丹芍药汤主之。（桂本《伤寒杂病论卷第四·温病脉证并治第六》）

278. 黄连黄芩泻心汤

黄连黄芩泻心汤，连三芩二热病尝，
热邪干心脉洪数，口烂面赤心痛匡。

黄连三两　黄芩二两

上二味，以水二升，煮取一升，分温再服。

热病，面赤，口烂，心中痛，欲呕，脉洪而数，此热邪干心也，黄连黄芩泻心汤主之。（桂本《伤寒杂病论卷第五·热病脉证并治第八》）

279. 黄连黄芩麦冬桔梗甘草汤

黄连黄芩冬桔甘，一两半连芩桔三，
二两冬甘嗌干痛，膺背痛连肩胛间，
风邪乘心胸中痛，浮洪而数胁支满。

黄连一两半　黄芩三两　麦门冬二两　桔梗三
两　甘草二两（炙）

上五味，以水六升，煮取三升，去滓，温服一
升，日三服。

风病，胸中痛，胁支满，膺背肩胛间痛，嗌干，
善噫，咽肿，喉痹，脉浮洪而数，此风邪乘心也，
黄连黄芩麦冬桔梗甘草汤主之。（桂本《伤寒杂病论
卷第五·伤风病脉证并治第十一》）

280. 黄连黄芩半夏猪胆汁汤

连芩半夏猪胆汤，连二芩三夏升囊，
猪胆大者一枚取，三味煎汁入胆尝，
身热狂语脉弦数，热邪乘肝胁痛匡。

黄连二两　黄芩三两　半夏一升　猪胆大者一枚（取汁）

上四味，以水六升，先煮三味，取三升，去滓，纳胆汁和合，令相得，分温再服。

热病，身热，左胁痛，甚则狂言乱语，脉弦而数，此热邪乘肝也，黄连黄芩半夏猪胆汁汤主之。（桂本《伤寒杂病论卷第五·热病脉证并治第八》）

281. 黄连黄芩阿胶甘草汤

连芩阿胶甘草汤，一两均等烦热尝，
脉急而数上寸口，温邪干心阴也伤。

黄连一两　黄芩一两　阿胶一两　甘草一两

上四味，以水一斗，先煮三味，取四升，去滓，纳胶烊消，分温三服。

病温，舌赤，咽干，心中烦热，脉急数上寸口者，温邪干心也，黄连黄芩阿胶甘草汤主之。（桂本《伤寒杂病论卷第四·温病脉证并治第六》）

282. 蛇床子散

蛇床子散疗阴寒，蛇床一两桂本显，
白粉少许和相得，枣大棉裹纳阴间。

蛇床子一两[①]
上一味，末之，以白粉少许，和合相得，如枣
大，棉裹纳阴中，自温。

妇人阴寒，蛇床子散主之。（桂本《伤寒杂病论
卷第十六·辨妇人各病脉证并治》）
【宋】蛇床子散方　温阴中坐药。

---

①蛇床子一两：宋本作"蛇床子仁"。

283. 猪苓加人参汤

猪苓加参三两尝，太阳中暍冷水伤，
水行皮中脉微弱，身热疼重用此方。

猪苓一两　茯苓一两　泽泻一两　滑石一

两　阿胶一两　人参三两

上六味，以水四升，先煮五味，取二升，纳阿胶烊消，温服七合，日三服。

太阳中暍，身热，疼重，而脉微弱者，以夏月伤冷水，水行皮中所致也，<u>猪苓加人参汤主之，</u>一物瓜蒂汤亦主之。

284. 猪苓加黄连牡丹汤

猪加连丹治湿温，平素有湿一两均，
发热唇焦脉大数，腹中热痛下利擒。

猪苓一两　茯苓一两　阿胶一两　泽泻一两　滑石一两　黄连一两　牡丹一两
上七味，以水四升，先煮六味，取二升，去滓，纳胶烊消，分温再服。

<u>病温，其人素有湿，发热，唇焦，下利，腹中热痛，脉大而数，名曰湿温，猪苓加黄连牡丹汤主之。</u>（桂本《伤寒杂病论卷第四·温病脉证并治第六》）

285. 猪苓汤

猪苓汤方阳明主，小便不利兼脉浮，
猪茯泽胶滑一两，渴欲饮水发热诛，
少阴下利咳呕渴，心烦不眠并可除。

猪苓一两（去皮）　茯苓一两　泽泻一两　阿胶一两　滑石一两（碎）

上五味，以水四升，先煮四味，取二升，去滓，纳阿胶烊消，温服七合，日三服。

阳明病，脉浮①，发热，渴欲饮水，小便不利者，猪苓汤主之。

少阴病，下利六七日，咳而呕，渴，心烦不得眠者，猪苓汤主之。

【宋】夫诸病在脏欲攻之，当随其所得而攻之。如渴者，与猪苓汤，余皆仿此。

---

①阳明病，脉浮：宋本作"若脉浮"。

286. 猪肤汤

猪肤汤主少阴病，下利胸满烦咽痛，
猪肤一斤水一斗，煮半去滓听后用，
白粉五合蜜一升，再入熬香六服中。

猪肤一斤

上一味，以水一斗，煮取五升，去滓，加白蜜
一升，白粉五合，熬香，和令相得，分温六服。

少阴病，下利，咽痛，胸满，心烦者，猪肤汤
主之。

287. 猪胆汁方

猪胆汁方阳明病，津液内竭大便硬，
大猪胆汁醋少许，灌入谷道浚而通。

大猪胆一枚

上一味，泄汁，和醋少许，灌谷道中，如一食
顷，当大便出宿食甚多[①]。

阳明病，自汗出，若发汗，小便自利者，此为
津液内竭，便虽鞭不可攻之，当须自欲大便，宜蜜
煎导而通之，若王瓜根②及大猪胆汁，皆可为导。

---

①当大便出宿食甚多：宋本作"当大便出宿食恶物，甚效"。
②王瓜根：宋本作"土瓜根"。

288. 猪膏发煎

猪膏发煎仲景传，猪膏半斤和发煎，
乱发三枚鸡子大，发消药成始可餐。

猪膏半斤　乱发如鸡子大三枚
上二味，和膏煎之，发消药成，分再服，病从
小便出。

阳明病，身黄，津液枯燥，色暗不明者，此热
入于血分也，猪膏发煎主之。（桂本《伤寒杂病论卷
第九·辨阳明病脉证并治》）

胃气下泄，阴吹而喧，如失气者，此谷道实也，
猪膏发煎主之。

【宋】胃气下泄，阴吹而正喧，此谷气之实也，

猪膏发煎导之。

【宋】诸黄，猪膏发煎主之。

289. 麻子仁丸

> 麻子仁丸治脾约，溲数便硬脉浮涩，
> 枳芍半斤杏一升，厚朴一尺异意多，
> 大黄一斤麻二升，蜜丸如桐十丸啜，
> 一日三服量渐加，以知为度细把握。

麻子仁二升　芍药半斤　枳实半斤（炙）[①]　大黄一斤（去皮）　厚朴一尺（炙）[②]　杏仁一升（去皮尖[③]）

上六味，蜜为丸，如梧桐子大，饮服十丸，日三服，渐加，以知为度。

跌阳脉浮而涩，浮则胃气强，涩则小便数，浮数[④]相搏，大便则鞕，其脾为约，麻子仁丸主之。

---

①枳实半斤（炙）：宋《金匮要略》作"枳实一斤"。
②厚朴一尺（炙）：宋《伤寒论》作"厚朴一尺（炙，去皮）"《金匮要略》无"炙"字。
③去皮尖：宋本《伤寒论》作"去皮尖，熬，别作脂"。

④数：宋本作"涩"。

290. 麻仁白蜜煎

麻仁白蜜便难解，燥移大肠欲饮热，
口渴脉急大在下，麻仁一升熬取液，
入蜜六合煮微沸，和令小冷一顿喝。

麻仁一升　白蜜六合
上二味，以水四升，先煮麻仁，取一升五合，去滓，纳蜜，微沸，和合，令小冷，顿服之。

燥病，口渴，咽干，喘，咳，胸满痛，甚则唾血，脉浮短而急，此燥邪干肺也，竹叶石膏杏子甘草汤主之；若移于大肠，则大便难，口渴，欲饮热，脉急大在下者，麻仁白蜜煎主之。（桂本《伤寒杂病论卷第五·伤燥病脉证并治第十》）

291. 麻黄升麻汤

桂本：
麻黄升麻桂本方，一两半芩二桂详，

麻黄要用二两半，升知术草一两尝。

宋本：

麻黄升麻宋本汤，二两半量是麻黄，

知芩萎蕤十八铢，芍甘桂苓冬膏姜，

白术八味均六铢，一两一分升归藏。

麻黄二两半（去节）　升麻一两　知母一两　黄芩一两半　桂枝二两　白术一两　甘草一两（炙）

上七味，以水一斗，先煮麻黄，去上沫，纳诸药，煮取三升，去滓，温服一升，日三服。①

伤寒，本自寒下，医复吐、下之，寒格更逆吐、下，麻黄升麻汤主之；若食入口即吐，干姜黄芩黄连人参汤主之。

【宋】伤寒六七日，大下后，寸脉沉而迟，手足厥逆，下部脉不至，咽喉不利，唾脓血，泄利不止者，为难治，麻黄升麻汤主之。

———

①宋本方药组成与煎服法为：麻黄二两半（去节）　升麻一两一分　当归一两一分　知母十八铢　黄芩十八铢　萎蕤十八铢　芍药六铢　天门冬六铢（去心）　桂枝六铢（去皮）　茯苓六铢　甘草六铢（炙）　石膏六铢（碎，绵裹）　白术六铢　干姜六铢

上十四味，以水一斗，先煮麻黄一两沸，去上沫，内诸药，煮取三升，去滓，分温三服，相去如炊三斗米顷令尽，汗出愈。

292. 麻黄加术汤

麻黄加术表湿行，白术四两兼守中，
湿家身烦有疼痛，虚肿脉浮气分通。

麻黄三两〔去节〕 桂枝二两〔去皮〕 甘草一两[1]〔炙〕 白术四两 杏仁七十个〔去皮尖〕

上五味，以水九升，先煮麻黄，减二升，去上沫，纳诸药，煮取二升半，去滓，温服八合，覆取微汗[2]。不得汗再服，得汗停后服。

水之为病：其脉沉小者，属少阴，为石水；沉迟者，属少阴，为正水；浮而恶风者，为风水，属太阳；浮而不恶风者，为皮水，属太阳；虚肿者，属气分，发其汗即已，脉沉者麻黄附子甘草汤主之，脉浮者麻黄加术汤主之。桂本《伤寒杂病论卷第十四·辨咳嗽水饮黄汗历节病脉证并治》）

湿家，身烦疼，可与麻黄加术汤。发其汗为宜，慎不可以火攻之。

---

① 一两：宋本作"二两"。
② 微汗：宋本作"微似汗"。

293. 麻黄汤

麻黄汤将太阳发，七十枚杏三两麻，
一甘三桂助药力，发热恶寒身痛罢，
先煮麻黄去上沫，覆取微汗桂枝法。

麻黄三两（去节） 桂枝三两[①]（去皮） 甘草一两（炙） 杏仁七十枚（去皮尖）

上四味，以水九升，先煮麻黄减二升，去上沫，纳诸药，煮取二升半，去滓，温服八合，覆取微似汗，不须粥饮，余如桂枝汤法将息。

伤寒传经在太阳，脉浮而急数，发热，无汗，烦躁，宜麻黄汤。（桂本《伤寒杂病论卷第三·伤寒例第四》）

太阳病，头痛，发热，身疼，腰痛，骨节疼痛，恶风，无汗而喘者，麻黄汤主之。

太阳与阳明合病，喘而胸满者，不可下也，宜麻黄汤。

太阳病，十日已去，脉浮细而嗜卧者，外已解也。设胸满、胁痛，与小柴胡汤；脉但浮者，与麻黄汤。

太阳病，脉浮紧，无汗，发热，身疼痛，八九日不解，表证仍在，此当发其汗。服药已微除，其人发烦目瞑，剧者必衄，衄乃解，所以然者，阳气重故也，麻黄汤主之。

脉浮者，病在表，可发汗，宜麻黄汤。

脉浮而紧②者，可发汗，宜麻黄汤。

伤寒，脉浮紧，不发汗，因致衄者，麻黄汤主之。

阳明中风，脉弦浮大而短气，腹都满，胁下及心痛，久按之气不通，鼻干不得涕③，嗜卧，一身及目悉黄，小便难，有潮热，时时哕，耳前后肿，刺之小差，外不解，病过十日，脉续浮者，与小柴胡汤；脉但浮，无余证者，与麻黄汤；若不尿，腹满加哕者，不治。

阳明病，脉浮，无汗而喘者，发汗则愈，宜麻黄汤。

---

①三两：宋本为"二两"。
②紧：宋本作"数"。
③涕：宋本作"汗"。

294. 麻黄杏仁甘草石膏汤

麻杏石甘肺阳遏，汗出而喘无大热，

杏枚五十膏半斤，麻黄四两甘二佐。

麻黄四两（去节）　杏仁五十个（去皮尖）　甘草二两（炙）石膏半斤（碎，棉裹）

上四味，以水七升，先煮麻黄，减二升，去上沫，纳诸药，煮取二升，去滓，温服一升，日再服。

发汗，若下后，不可更行桂枝汤，汗出而喘，无大热者，可与麻黄杏仁甘草石膏汤。

295. 麻黄杏仁薏苡甘草汤

麻杏薏甘风湿痹，一身尽痛日晡剧，
杏枚二十余一两，汗出当风水湿去。

麻黄一两　杏仁二十枚（去皮尖）　薏苡仁一两　甘草一两（炙）

上四味，以水六升，先煮麻黄，去上沫，纳诸药，煮取三升，去滓，温服一升，日三服。①

病者一身尽疼，发热，日晡所剧者，此名风湿。此病伤于汗出当风，或久伤取冷所致也，可与麻黄杏仁薏苡甘草汤。

296. 麻黄连轺赤小豆汤

> **麻黄连轺赤豆汤，瘀热在里身必黄，**
> **麻轺姜甘二两用，一升赤豆梓皮囊，**
> **枣枚十二杏四十，潦水一斗先煮黄。**

麻黄二两①　连轺二两②　杏仁四十个（去皮尖）　赤小豆一升　大枣十二枚　生梓白皮一升③（切）　生姜二两（切）　甘草二两（炙）

上八味，以潦水一斗，先煮麻黄，再沸，去上沫，纳诸药，煮取三升，去滓，分温三服，半日服尽。

伤寒，瘀热在里，其身必黄，麻黄连轺赤小豆汤主之。

①二两：宋本作"二两（去节）"。

②连轺二两：宋本作"连轺二两，连翘根是"。

③一升：桂林古本《伤寒杂病论》作"一斤"，宋本作"一升"，据宋本改之。

297. 麻黄附子甘草汤

麻黄附子甘草煮，麻草二两一枚附，
少阴得之二三日，微发其汗阳得补。

麻黄二两① 附子一枚（炮，去皮，破八片） 甘草二两（炙）

上三味，以水七升，先煮麻黄一二沸，去上沫，纳诸药，煮取三升，去滓，温服一升，日三服。

水之为病：其脉沉小者，属少阴，为石水；沉迟者，属少阴，为正水；浮而恶风者，为风水，属太阳；浮而不恶风者，为皮水，属太阳；虚肿者，属气分，发其汗即已，脉沉者麻黄附子甘草汤主之，脉浮者麻黄加术汤主之。（桂本《伤寒杂病论卷第十四·辨咳嗽水饮黄汗历节病脉证并治》）

少阴病，得之二三日，麻黄附子甘草汤微发汗。以二三日无里证，故微发汗也。

298. 麻黄附子细辛汤①

麻黄附子细辛汤，助阳解表两法彰，
麻辛二两附一枚，少阴发热脉沉匡。

麻黄二两②　附子一枚（炮，去皮，破八片）　细辛二两

上三味，以水一斗，先煮麻黄，减二升，去上沫，纳诸药，煮取三升，去滓，温服一升，日三服。

少阴病，始得之，反发热，脉沉者，麻黄附子细辛汤主之。

299. 麻黄茯苓汤

麻黄茯苓黄肿治，流于肌肉湿气滞，
己一麻二苓术三，一升赤豆日三吃。

麻黄二两（去节）　茯苓三两　白术三两　防己
一两　赤小豆一升

上五味，以水七升，先煮麻黄，再沸，去上沫，
纳诸药，煮取三升，去滓，温服一升，日三服。

湿气在内，与脾相搏，发为中满，胃寒相将，
变为泄泻；中满宜白术茯苓厚朴汤，泄泻宜理中汤。
若上干肺，发为肺寒，宜小青龙汤；下移肾，发为
淋漓，宜五苓散；流于肌肉，发为黄肿，宜麻黄茯
苓汤；若流于经络，与热气相乘，则发痈脓；脾胃
素寒，与湿久留，发为水饮；与燥相搏，发为痰饮，
治属饮家。（桂本《伤寒杂病论卷第五·湿病脉证并
治第九》）

300. 旋覆代赭汤

旋覆代赭汤降逆，心下痞硬出噫气，

枣枚十二夏半升，参二姜五赭石一，
甘草旋覆均三两，去滓再煎要切记。

旋覆花三两　人参二两　生姜五两　代赭石一
两　甘草三两（炙）　半夏半升（洗）　大枣十二枚
（劈）

上七味，以水一斗，煮取六升，去滓，再煎取
三升，温服一升，日三服。

伤寒，发汗，若吐，若下，解后，心下痞鞕，
噫气不除者，旋覆代赭汤主之。

301. 旋覆花汤

旋覆花汤涩滞通，胸痹常欲蹈其胸，
先未苦时欲饮热，半产漏下亦可宗，
新绛少许花三两，十四茎来重用葱。

旋覆花三两　葱十四茎　新绛少许
上三味，以水三升，煮取一升，顿服。

妇人半产，若漏下者，旋覆花汤主之；脉虚
弱者，黄芪当归汤主之。桂本《伤寒杂病论卷第

十六·辨妇人各病脉证并治》)

胸痹^①，其人常欲蹈其胸上，先未苦时，但欲饮热者，旋覆花汤主之。

【宋】寸口脉弦而大，弦则为减，大则为芤，减则为寒，芤则为虚，寒虚相搏，此名曰革，妇人则半产漏下，旋覆花汤主之。

――――――

①胸痹：宋本作"肝着"。

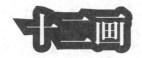

302. 越婢加半夏汤

越婢加夏治肺胀，咳而气喘肺气伤，
目如脱状脉浮大，半升半夏共煮汤。

麻黄六两　石膏半斤　甘草二两　生姜三
两　大枣十五枚　半夏半升

上六味，以水六升，先煮麻黄，去上沫，纳诸
药，煮取三升，<u>去滓</u>，分温三服。

咳而气喘，目如脱状，脉浮大者，此为肺胀，
越婢加半夏汤主之，小青龙加石膏汤亦主之。

【宋】咳而上气，此为肺胀，其人喘，目如脱
状，脉浮大者，越婢加半夏汤主之。

303. 越婢加术汤

越婢加术湿邪惩，小便不利面黄肿，
白术四两消兼补，脉沉细数历节痛。

麻黄六两　石膏半斤　甘草二两（<u>炙</u>）　生姜三两　大枣十五枚　白术四两

上六味，以水六升，先煮麻黄，去上沫，纳诸药，煮取三升，分温三服[①]。

<u>病历节，疼痛，两足肿，大小便不利，脉沉紧者，甘草麻黄汤主之；脉沉而细数者，越婢加白术汤主之。</u>（桂本《伤寒杂病论卷第十四·辨咳嗽水饮黄汗历节病脉证并治》）

里水，一身面目黄肿，其脉沉，小便不利，甘草麻黄汤主之，越婢加术汤亦主之。

【宋】里水者，一身面目黄肿，其脉沉，小便不利，故令病水。假如小便自利，此亡津液，故令渴也。越婢加术汤主之。

【宋】里水，越婢加术汤主之；甘草麻黄汤亦主之。

【宋】《千金方》越婢加术汤：治肉极热，则身体津脱，腠理开，汗大泄，历风气，下焦脚弱。

304. 越婢汤

越婢治水脉浮呈，风水恶风身悉肿，
枣枚十二膏半斤，麻六姜三甘二称。

麻黄六两　　石膏半斤　　甘草二两　　生姜三
两　　大枣十二枚①

上五味，以水六升，先煮麻黄，去上沫，纳诸
药，煮取三升，去滓，分温三服②。

风水，恶风，一身悉肿，脉浮不渴，续自汗出，
无大热者，越婢汤主之。

①十二枚：宋本作"十五枚"。
②分温三服：宋本此后有"恶风者，加附子一枚，炮；风水加
术四两"。

305. 葛根加半夏汤

葛根加夏夏半升，二阳合病呕逆情，
麻葛先煎去上沫，再纳诸药煎法凭。

葛根四两　麻黄三两（去节）　桂枝三两①（去皮）　芍药二两　甘草二两（炙）　生姜三两②（切）　大枣十二枚（劈）　半夏半升（洗）

上八味，以水一斗，先煮葛根、麻黄减二升，去上沫，纳诸药，煮取三升，去滓，温服一升，覆取微似汗，<u>余如桂枝法。</u>

太阳与阳明合病者，必自下利，葛根汤主之；若不下利，但呕者，葛根加半夏汤主之。

【宋】太阳与阳明合病，不下利但呕者，葛根加半夏汤主之。

---

①、②三两：宋本作"二两"。

306. 葛根汤

葛根汤方治刚痉，项背几几而恶风，
麻三葛四煎去沫，桂芍甘二姜三灵，
枣枚十二共后下，覆取微汗病可倾。

葛根四两　麻黄三两（去节）　桂枝三两①（去皮）　芍药二两　甘草二两（炙）　生姜三两（切）　大枣十二枚（劈）

上七味，以水一斗②，先煮麻黄、葛根，减二升，去上沫，纳诸药，煮取三升，去滓，温服一升，覆取微似汗③，余如桂枝汤法将息及禁忌。诸汤皆仿此。

太阳病，项背强几几，无汗，恶风者，葛根汤主之。

太阳病，无汗而小便反少，气上冲胸，口噤不得语，欲作刚痉者，葛根汤主之。

太阳与阳明合病者，必自下利，葛根汤主之；若不下利，但呕者，葛根加半夏汤主之。

---

①三两：宋本作"二两"。

②以水一斗：宋本《金匮要略》作"㕮咀，以水七升"。
③覆取微似汗：宋本《金匮要略》此后有"不须啜粥"。

307. 葛根黄连黄芩甘草汤①

葛根连芩甘草添，葛八甘二连芩三，
葛根先煎去上沫，阳明下利此当先。

葛根半斤　黄连三两　黄芩三两　甘草二两（炙）

上四味，以水八升，先煮葛根，减二升，去上沫，纳诸药，煮取二升，去滓，分温再服。

霍乱证，有虚、实，因其人本有虚、实，证随本变故也。虚者，脉濡而弱，宜理中汤；实者，脉急而促，宜葛根黄连黄芩甘草汤。（桂本《伤寒杂病论卷第十二·辨霍乱吐利病脉证并治》）

三阳合病，腹满，身重，难以转侧，口不仁，面垢，若发汗则谵语、遗尿②；下之则手足逆冷，额上出汗；若自汗者，宜白虎汤；自利者，宜葛根黄连黄芩甘草汤。

太阳病，桂枝证，医反下之，利遂不止，脉促者，热③未解也，喘而汗出者，葛根黄连黄芩甘草汤主之。

---

①葛根黄连黄芩甘草汤：宋本作"葛根黄芩黄连汤"。
②若发汗则谵语、遗尿：宋本作"谵语遗尿，发汗则谵语"。
③热：宋本作"表"。

308. 葶苈大枣泻肺汤

葶苈大枣泻肺汤，肺痈支饮胸满胀，
葶苈熬黄弹子大，枣枚十二先煮汤，
汤成去枣纳葶苈，再熬去滓顿服当。

葶苈熬令黄色（捣丸如弹子大） 大枣十二枚
上二味，以水三升，先煮大枣取二升，去枣，
纳葶苈，煮取一升，去滓，顿服。

咳而气逆，喘鸣迫塞，胸满而胀，一身面目浮
肿，鼻出清涕，不闻香臭，此为肺胀，葶苈大枣泻
肺汤主之。
　【宋】肺痈胸满胀，一身面目浮肿，鼻塞清涕
出，不闻香臭酸辛，咳逆上气，喘鸣迫塞，葶苈大
枣泻肺汤主之。

支饮，不得息，葶苈大枣泻肺汤主之。

【宋】肺痈，喘不得卧，葶苈大枣泻肺汤主之。

309. 葶苈栝蒌桔梗牡丹汤

苈蒌桔丹肺脏结，实证胸痛咳唾血，
蒌实大者一枚捣，苈桔三两丹二列。

葶苈三两（熬）　栝蒌实大者一枚（捣）　桔梗三
两　牡丹皮二两

上四味，以水六升，煮取三升，去滓，温服一
升，日三服。

肺脏结，胸中闭塞，喘，咳，善悲，脉短而涩，
百合贝母茯苓桔梗汤主之；若咳而唾血，胸中痛，
此为实，葶苈栝蒌桔梗牡丹汤主之。（桂本《伤寒杂
病论卷第八·辨太阳病脉证并治下》）

310. 葵子茯苓散

葵子茯苓水气干，妊娠身重小便难，

一斤葵子苓三两，起则头眩而恶寒，
杵散用量方寸匕，米饮调和病即安。

葵子一斤　　茯苓三两

上二味，杵为散，饮服方寸匕，日三服。小便利则愈。

妊娠，有水气①，小便不利，洒淅恶寒，起即头眩，葵子茯苓散主之。

————————

①有水气：宋本此后有"身重"二字。

311. 硝石①矾石散

硝石矾石等分散，大麦粥汁寸匕餐，
其腹胀大如水状，膀胱里急少腹满，
身黄额黑足下热，大便溏黑女劳疸。

硝石（熬黄）　矾石（烧）各等分

上二味，为散，大麦粥汁和服方寸匕，日三服。大便黑，小便黄，是其候也②。

女劳，膀胱急，少腹满，身尽黄，额上黑，足下热，其腹胀如水状，大便溏而黑，胸满者，难治，硝石矾石散主之。

【宋】黄家日晡所发热，而反恶寒，此为女劳得之。膀胱急，少腹满，身尽黄，额上黑，足下热，因作黑疸。其腹胀如水状，大便必黑，时溏，此女劳之病，非水也。腹满者难治，消石矾石散主之。

———————

①硝石：宋本作"消石"。

②大便黑，小便黄，是其候也：宋本作"病随大小便去，小便正黄，大便正黑，是候也"。

312. 雄黄散

雄黄散方熏法制，狐惑蚀肛此方使，
雄黄一两纳瓦内，以火烧烟熏病失。

雄黄<u>一两</u>

上一味，为末，筒瓦二枚合之，纳药于中，以火烧烟，向肛熏之。

狐惑之为病，状如伤寒，默默欲眠，目不得闭，卧起不安，蚀于喉为惑，蚀于阴为狐，不欲饮食，恶闻食臭，其面目乍赤、乍黑、乍白。蚀于上部则声嗄[①]，甘草泻心汤主之；蚀于下部则咽干，苦参汤洗之；蚀于肛者，雄黄熏之。

————————

①嗄：宋本作"喝"。

*313.*紫参汤

紫参汤方应推详，下利肺痛是何伤，
桂本腹痛若胸痛，紫参半斤甘三两，
先煮紫参甘后下，分温再服病可康。

紫参半斤　甘草三两
上二味，以水五升，先煮紫参取二升，纳甘草，煮取一升半，<u>去滓</u>，分温再服[①]。

下利，腹痛，若胸痛者，紫参汤主之。
【宋】下利肺（腹）痛，紫参汤主之。

————————

①再服：宋本作"三服"。

314. 温经汤

温经归芎芍草参，胶姜丹桂二两均，
吴萸三两是桂本，夏半冬升宋本陈。

吴茱萸三两　当归二两　芎藭二两　芍药二两　人参二两　桂枝二两　阿胶二两　牡丹皮二两　甘草二两　生姜二两

上十味，以水一斗，煮取三升，去滓，日三服，每服一升，温饮之。[①]

问曰：妇人年五十所，病下血数十日不止，暮即发热，少腹里急，腹满，手掌烦热，唇口干燥，何也？师曰：此病属带下。何以知之？曾经半产，瘀血在少腹不去，故唇口干燥也，温经汤主之。

【宋】问曰：妇人年五十所，病下利，数十日不止，暮即发热，少腹里急，腹满，手掌烦热，唇口干燥，何也？师曰：此病属带下。何以故？曾经半产，瘀血在少腹不去。何以知之？其证唇口干燥，故知之。当以温经汤主之。

---

①宋本方药组成与煎服法：吴茱萸三两　当归　芎藭　芍

药　人参　桂枝　阿胶　生姜　牡丹去心　甘草各二两　半夏半升　麦门冬一升，去心　上十二味，以水一斗，煮取三升，分温三服，亦主妇人少腹寒，久不受胎，兼取崩中去血，或月水来过多，及至期不来。

*315.*滑石乱发白鱼散①

滑石乱发白鱼散，等分寸匙日三餐，
病由水气在血分，小便不利证候减。

滑石一斤　乱发一斤（烧）　白鱼一斤
上三味，杵为散，饮服方寸匙，日三服。②

小便不利，其人有水气在血分者，滑石乱发白鱼散主之，茯苓白术戎盐汤亦主之。

【宋】小便不利，蒲灰散主之，滑石白鱼散、茯苓戎盐汤并主之。

---

①滑石乱发白鱼散：宋本作"滑石白鱼散"。
②宋本方药组成与煎服法：滑石二分　乱发二分烧　白鱼二分　上三味，杵为散，饮服半钱匕，日三服。

十三画以上

316. 蜀漆散

蜀漆散方治疟病，但寒不热牝疟盛，
云母需烧二日夜，蜀漆要洗是去腥，
龙骨三味等分杵，先时半钱浆水送。

蜀漆（洗去腥） 云母（烧二日夜） 龙骨 各等分

上三味，杵为散，未发前以浆水和服半钱匙。[1]

疟病，多寒，或但寒不热者，此名牝疟[2]，蜀漆散主之，柴胡桂姜汤亦主之。

【宋】疟多寒者，名曰牝疟[3]，蜀漆散主之。

___

①宋本此句后有"温疟加蜀漆半分，临发时，服一钱匕"。
②、③牝疟：牝为阴，牡为阳。寒多而热少者，是谓牝疟。据

文义"牡疟"应为"牝疟"，方歌亦从之。

317. 酸枣仁汤

酸枣二升先煮汤，茯知芎二甘一良，
枣仁先煎余后下，虚烦不眠回梦乡。

酸枣仁二升　甘草一两　知母二两　茯苓二
两　芎劳一两[①]

上五味，以水八升，煮酸枣仁，得六升，纳诸
药，煮取三升，去滓，温服一升，日三服。

虚劳，虚烦不得眠，酸枣仁汤主之。

----

①一两：宋本作"二两"。

318. 蜘蛛散

蜘蛛散方狐疝医，偏有大小时高低，
蜘蛛熬杵十四个，桂枝一两恰相宜，
白饮和服方寸匙，蜜丸或散均可依。

蜘蛛十四枚（熬①）　桂枝一两②

上二味，为散，以白饮和服方寸匙③，日再服，蜜丸亦可。

病人睾丸，偏有小大，时有上下，此为狐疝，宜先刺厥阴之俞，后与蜘蛛散。

【宋】阴狐疝气者，偏有小大，时时上下，蜘蛛散主之。

---

①熬：宋本作"熬焦"。

②一两：宋本作"半两"。

③以白饮和服方寸匙：宋本作"取八分一匕，饮和服"。

319. 鼻塞方

鼻塞蒲辛皂麻方，身痛发热喘面黄，
腹和无病其脉大，头痛鼻塞寒湿伤，
四味等分均为末，调和纳鼻取嚏康。

蒲灰　细辛　皂荚　麻黄

上四味，等分为末，调和，纳鼻中少许，嚏则愈。

湿家病，身上疼痛①，发热，面黄而喘，头痛，鼻塞而烦，其脉大，自能饮食，腹中和无病，病在头中寒湿，故鼻塞，纳药鼻中，则愈。

————

①身上疼痛：宋本作"身疼"。

320. 蜜煎导方

蜜煎导方导而通，津液内竭属阳明，
炼蜜如饴挺来捻，纳入谷道便轻松。

食蜜七合

上一味，纳铜器中，微火煎之，稍凝如饴状，搅之勿令焦著，可丸时，并手捻作挺，令头锐，大如指，长二寸许。当热时急作，冷则鞕。纳谷道中，以手紧①抱，欲大便时乃去之。

阳明病，自汗出，若发汗，小便自利者，此为津液内竭，便虽鞕不可攻之；当须自欲大便，宜蜜煎导而通之。若王瓜根②及大猪胆汁，皆可为导。

①紧：宋本作"急"。

②王瓜根：宋本作"土瓜根"。

321. 薏苡附子散

薏苡附子散阳亏，胸痹缓急需阳回，

十五两薏十枚附，白饮和服寸匙喂。

薏苡①十五两　　大附子十枚（炮）

上二味，杵为散，白饮服方寸匙，日三服。

胸痹，时缓时急者②，薏苡附子散主之。

①薏苡：宋本作"薏苡仁"。

②时缓时急者：宋本作"缓急者"。

322. 薏苡附子败酱散

薏苡附子败酱散，十薏二附酱五掺，

肌肤甲错无积聚，肠痈腹急脉数参，

药末寸匙水煎煮，去滓顿服病自安。

薏苡①十分　附子二分　败酱五分

上三味，杵为末，取方寸匙，以水二升，煮减半，去滓，顿服，小便当下血②。

肠痈之为病，其身甲错，腹皮急，按之濡如肿状，腹无积聚，身无热，脉数，此为肠内有痈也③，薏苡附子败酱散主之。

---

①薏苡：宋本作"薏苡仁"。
②小便当下血：宋本作"小便当下"。
③此为肠内有痈也：宋本作"此为腹内有痈脓"。

323. 橘皮竹茹汤

橘皮竹茹治哕逆，橘竹二升量再议，
枣枚三十姜半斤，参一草五可补益。

橘皮二斤①　竹茹二升　人参一两　甘草五两　生姜半斤　大枣三十枚

上六味，以水一斗，煮取三升，去滓，温服一升，日三服。

哕逆，其人虚者②，橘皮竹茹汤主之。

———————

①二斤：宋本作"二升"。
②哕逆，其人虚者：宋本作"哕逆者"。

324. 橘皮汤

橘皮汤治干呕哕，体寒气逆手足厥，
生姜八两橘皮四，下咽即愈沉疴绝。

橘皮四两　生姜半斤
上二味，以水七升，煮取三升，去滓，温服一
升，下咽即愈。

干呕，哕，若手足厥者，橘皮汤主之。

325. 橘皮枳实生姜汤①

橘枳姜汤治胸痹，胸中痞塞或短气，

生姜半斤橘倍增，枳实三两更相宜。

橘皮一斤　枳实三两　生姜半斤

上三味，以水五升，煮取二升，去滓，分温再服。

胸痹，胸中气塞，或短气者^②，<u>此胸中有水气也</u>，茯苓杏仁甘草汤主之，橘皮枳实生姜汤亦主之。

---

①橘皮枳实生姜汤：宋本为"橘枳姜汤"。
②或短气者：宋本作"短气"。

326. 鳖甲煎丸

桂本：

鳖甲煎丸治疟母，大黄牡丹与柴胡，

黄芩䗪虫阿胶用，等分蜜丸细参悟，

每服七丸日三餐，清酒白饮择冲服。

宋本：

鳖甲煎丸疟母方，夏参葶一四蜂房，

丹芍䗪五瞿桃二，十二甲硝六柴蜣，

余下三分胶姜葳，桂朴射韦苓鼠黄，

灶灰清酒熬鳖甲，绞汁煎药为丸良。

鳖甲　柴胡　黄芩　大黄　牡丹　䗪虫　阿胶

上七味，各等分，捣筛，炼蜜为丸，如梧桐子大，每服七丸，日三服，清酒下，不能饮者，白饮亦可。①

问曰：疟病以月一发者，当以十五日愈，甚者当月尽解。如其不差，当云何？师曰：此结为症瘕，必有疟母，急治之，宜鳖甲煎丸。

【宋】病疟，以月一日发，当以十五日愈；设不差，当月尽解；如其不差，当如何？师曰：此结为癥瘕，名曰疟母，急治之下，宜鳖甲煎丸。

————————

①宋本方药组成与煎服法：鳖甲十二分，炙　乌扇三分，烧　黄芩三分　柴胡六分　鼠妇三分，熬　干姜三分　大黄三分　芍药五分　桂枝三分　葶苈一分　石韦三分，去毛　厚朴三分　牡丹五分，去心　瞿麦二分　紫葳三分　半夏一分　人参一分　䗪虫五分，熬　阿胶三分，炙　蜂窠四分，熬　赤消十二分　蜣螂六分，熬　桃仁二分

上二十三味，为末，取锻灶下灰一斗，清酒一斛五斗，浸灰，候酒尽一半，着鳖甲于中，煮令泛烂如胶漆，绞取汁，内诸药，煎为丸，如梧子大，空心服七丸，日三服。(《千金方》用鳖甲十二片，

又有海藻三分、大戟一分、䗪虫五分，无鼠妇、赤消二味，以鳖甲煎和诸药为丸）

宋本载而桂本不载的方剂索引

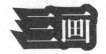

327.【宋】《千金》三黄汤

三黄汤治手足急，节痛恶寒烦乱医，
麻黄五分芩三分，独活四分二辛芪，
气逆加参牡治悸，渴有萎根三分取，
心热大黄加二分，腹满枳实一枚需，
病前若有寒邪在，附子一枚阳气济。

　　麻黄五分　独活四分　细辛二分　黄芪二分　黄芩三分

　　上五味，以水六升，煮取二升，分温三服，一服小汗，二服大汗。心热加大黄二分，腹满加枳实一枚，气逆加人参三分，悸加牡蛎三分，渴加栝萎根三分，先有寒加附子一枚。

《千金》三黄汤　治中风，手足拘急，百节疼痛，烦热心乱，恶寒，经日不欲饮食。

328.【宋】《千金》三物黄芩汤

三物黄芩千金方，妇人产后得风伤，
四肢烦热头不痛，苦二芩一四地黄。

黄芩一两　苦参二两　干地黄四两
上三味，以水八升，煮取二升，温服一升，多吐下虫。

《千金》三物黄芩汤　治妇人在草蓐，自发露得风，四肢苦烦热，头痛者，与小柴胡汤。头不痛，但烦者，此汤主之。

329.【宋】三物备急丸

三物备急千金方，大黄巴豆与干姜，
一两均等研合杵，为散蜜丸均可尝，
心腹诸卒暴百病，暖水若酒把药享，
大如大豆三四丸，不瘥更与三丸赏。

大黄一两　干姜一两　巴豆一两，去心，熬，外研如脂

上药各须精新，先捣大黄、干姜为末，研巴豆内中，合治一千杵，用为散，蜜和丸亦佳，蜜器中贮之，莫令歇。主心腹诸卒暴百病，若中恶客忤，心腹胀满，卒痛如锥刺，气急口噤，停尸卒死者，以暖水若酒服大豆许三四丸，或不下，捧头起，灌令下咽，须臾当差。如未差，更与三丸，当腹中鸣，即吐下便差。若口噤，亦须折齿灌之。

330. 【宋】大半夏汤

大半夏汤治呕吐，半夏二升参三入，
十二升水一升蜜，合扬百遍把药煮，
降逆补润痞结散，上从下取此法出。

半夏二升，洗完用　人参三两　白蜜一升

上三味，以水一斗二升，和蜜扬之两百四十遍，煮药取升半，温服一升，余分再服。

胃反呕吐者，大半夏汤主之。
《千金》云　治胃反不受食，食入即吐。

《外台》云　治呕，心下痞鞕者。

331. 【宋】大黄甘草汤

大黄甘草胃反主，食已即吐是下堵，
大黄四两甘草一，分温再服用之舒。

大黄四两　甘草一两
上二味，以水三升，煮取一升，分温再服。

食已即吐者，大黄甘草汤主之。
《外台》方　又治吐水。

332. 【宋】小儿疳虫蚀齿方[①]

小儿疳虫蚀齿方，为末葶苈与雄黄，
腊月猪脂镕合药，槐枝点药烙法良。

雄黄　葶苈
上二味，末之，取腊月猪脂，以槐枝棉裹头
四五枚，点药烙之。

①小儿疳虫蚀齿方：疑非仲景方。

四画

333.【宋】《千金》内补当归建中汤

内补当归建中汤，四两当归去瘀良，
桂枝倍芍共六味，大虚加饴用六两，
崩伤内衄失血多，二两阿胶六地黄，
若无当归川芎代，若无生姜易干姜。

当归四两　桂枝三两　芍药六两　生姜三两　甘草二两　大枣十二枚

上六味，以水一斗，煮取三升，分温三服，一日令尽。若大虚，加饴糖六两，汤成内之，于火上暖令饴消，若去血过多，崩伤内衄不止，加地黄六两，阿胶二两，合八味，汤成内阿胶。若无当归，以芎劳代之；若无生姜，以干姜代之。

《千金》内补当归建中汤　治妇人产后虚赢不足，腹中刺痛不止，吸吸少气，或苦少腹中急摩痛，引腰背，不能食饮，产后一月，日得四五剂为善。

令人强壮，宜。

334.【宋】《外台》乌头汤①

乌头汤方出外台，腹中绞痛寒疝瘕，
十五乌头蜜二升，煎去六合听安排，
芍四枣十姜一斤，草二桂六用心裁，
五味煎后入蜜煮，弱一强三阳主宰，
知如醉状为效量，不知渐增慢慢来。

乌头十五枚，炮　桂心六两　芍药四两　甘草二两，炙　生姜一斤　大枣十枚，擘

上六味切，以水七升，煮五物取三升，去滓，别取乌头去皮四破，蜜二升，微火煎令减五六合，纳汤中两三沸，去滓，服一合，日三，间食，强人三合，以如醉状为知，不知渐增，忌海藻、菘菜、猪肉、冷水、生葱。

《外台》乌头汤　治寒疝腹中绞痛，贼风入攻五脏，拘急不得转侧，发作有时，使人阴缩，手足厥逆。

①《外台》乌头汤：此方组成与煎服法据《外台秘要》补。

335.【宋】风引汤

> 风引汤治风癫痫，姜龙黄四二牡甘，
> 寒滑赤白紫膏六，桂三共杵为粗散，
> 井花水煮三指撮，三沸之后便可餐。

　　大黄　干姜　龙骨各四两　桂枝三两　甘草　牡蛎各二两　寒水石　滑石　赤石脂　白石脂　紫石英　石膏各六两

　　上十二味，杵，粗筛，以韦囊盛之，取三指撮，井花水三升，煮三沸，温服一升。治大人风引，少小惊痫瘛疭，日数十发，医所不疗，除热方。巢氏云：脚气宜风引汤。

　　风引汤　除热癫痫①。

①癫痫：其他版宋本可见作"瘫痫"。

五画

336. 【宋】《千金》甘草汤

甘草汤方千金追，咽痛涎唾属肺痿，
二两甘草补中气，少气咳血力可为。

甘草二两
上一味，以水三升，煮减半，分温三服。

337. 【宋】《千金》生姜甘草汤

生姜甘草肺痿主，咽燥而渴涎沫吐，
枣枚十五甘草四，人参二两生姜五。

生姜五两　　人参二两　　甘草四两　　大枣十五枚
上四味，以水七升，煮取三升，分温三服。

《千金》生姜甘草汤　治肺痿咳唾涎沫不止，咽
燥而渴。

338.【宋】《近效方》术附子汤

术附汤方出近效，风虚头眩补中焦，
术二甘一枚半附，五钱匕量锉粉屑，
生姜五片枣一枚，煮散去滓温服好。

白术二两　附子一枚半，炮，去皮　甘草一两，
炙

上三味，锉，每五钱匕，姜五片，枣一枚，水
盏半，煎七分，去滓，温服。

《近效方》术附子汤　治风虚头重眩，苦极，不
知食味，暖肌补中，益精气。

339.【宋】头风摩散

头风摩散治头痛，大附一枚盐均等，
杵散用量方寸匕，沐后摩疾药力行。

大附子一枚，炮　盐等分
上二味，为散，沐了，以方寸匕，已摩疾上，
令药力行。

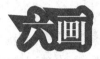

六画

340.【宋】防己地黄汤

防己地黄病如狂，妄行独语脉浮匡，
己一甘二桂风三，杯酒浸宿绞汁良，
生地二斤蒸饭久，绞汁合和再服详。

防己一分　桂枝三分　防风三分　甘草二分

上四味，以酒一杯，渍之一宿，绞取汁。生地黄二斤，㕮咀，蒸之如斗米饭久，以铜器盛其汁，更绞地黄汁，和分再服。

防己地黄汤　治病如狂状，妄行，独语不休，无寒热，其脉浮。

341.【宋】还魂汤

还魂汤乃麻去桂，卒忤鬼击飞尸退，
奄忽气绝无复觉，脉无口噤去齿喂，
桂心二两千金添，气机宣畅魂自归。

麻黄三两，去节，一方四两　杏仁去皮尖，
七十个　甘草一两，炙　《千金》用桂心二两

上三味，以水八升，煮取三升，去滓，分令咽
之。通治诸感忤。

救卒死、客忤死，还魂汤主之。

《千金》云　主卒忤鬼击飞尸，诸奄忽气绝无复
觉，或已无脉，口噤拗不开，去齿下汤。汤下口不
下者，分病人发左右，捉搤肩引之。药下，复增取
一升，须臾立苏。

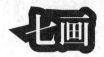

七画

342. 【宋】《千金》苇茎汤

苇茎汤方出千金，胸中甲错肺痈临，
桃粒五十苇二升，瓜瓣薏仁半升均，
苇茎先煎取汤汁，再入余药煎认真，
此方还有禁忌证，服后若吐勿服遵。

苇茎二升　薏苡仁半升　桃仁五十枚　瓜瓣半升

上四味，以水一斗，先煮苇茎，得五升，去滓，内诸药，煮取二升，服一升，再服当吐如脓。

《千金》苇茎汤　治咳有微热，烦满，胸中甲错，是为肺痈。

343.【宋】《外台》走马汤

走马汤方治中恶，心痛腹胀便不出，
二枚杏仁巴豆熬，绵缠搥碎热汤入，
捻取白汁急当饮，飞尸鬼击也可诛。

杏仁二枚　巴豆二枚，去皮心，熬

上二味，以绵缠，搥令碎，热汤二合，捻取白汁饮之，当下。老小量之。通治飞尸鬼击病。

《外台》走马汤　治中恶心痛腹胀，大便不通。

344.【宋】《外台秘要》牡蛎汤

牡蛎汤方外台出，牝疟不治此方主，
甘二漆三牡麻四，先煮漆麻上沫除。

牡蛎四两，熬　麻黄四两，去节　甘草二两　蜀漆三两

上四味，以水八升，先煮蜀漆、麻黄，去上沫，得六升，内诸药，煮取二升，温服一升。若吐，则勿更服。

牡蛎汤　治牝疟①。

345.【宋】赤丸

赤丸大热妙通神，寒气厥逆此方珍，
苓夏四两二乌头，朱砂为色一细辛，
炼蜜为丸麻子大，先食酒饮三丸忖，
日再夜一服三次，不知稍增知为准。

　　茯苓四两　半夏四两，洗，一方用桂　乌头二两，炮　细辛一两，《千金》作人参

　　上四味，末之，内真朱为色，炼蜜丸如麻子大，先食酒饮下三丸，日再夜一服；不知，稍增之，以知为度。

　　寒气厥逆，赤丸主之。

宋本载而桂本不载的方剂索引

346.【宋】鸡屎白散

鸡屎白散治转筋，一味为散匙方寸，
脉行上下臂脚直，转筋入腹此方吞。

鸡屎白

上一味，为散，取方寸匕，以水六合，和，温
服。

转筋之为病，其人臂脚直，脉上下行，微弦，
转筋入腹者，鸡屎白散主之。

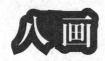

347.【宋】矾石汤

矾石汤用矾二两，脚气冲心此方挡，
浆水斗半把药煮，三五沸后浸脚良。

矾石二两

上一味，以浆水一斗五升，煎三五沸，浸脚良。

矾石汤　治脚气冲心。

348.【宋】桂苓五味甘草汤[1]

桂苓五味甘草汤，青龙下已阳已伤，
苓桂四两味半升，甘草三两是此方，
面热如醉小便难，手足厥逆气冲上。

茯苓四两　桂枝四两，去皮　甘草三两，
炙　五味子半升

上四味，以水八升，煮取三升，去滓，分温三
服。

青龙汤下已，多唾口燥，寸脉沉，尺脉微，手
足厥逆，气从小腹上冲胸咽，手足痹，其面翕热如
醉状，因复下流阴股，小便难，时复冒者，与茯苓
桂枝五味子甘草汤，治其气冲。

---

①桂苓五味甘草汤：从348条到352条方剂及条文，由桂苓五
味甘草汤始呈递进式加减，条文互参。具体参考宋本《金匮要略》
相应篇章。

349.【宋】苓甘五味姜辛汤

> 苓甘五味姜辛汤，冲气即低咳满胀，
> 甘草干姜辛三两，五味半升苓四挡。

茯苓四两　甘草　干姜　细辛各三两　五味子半升

上五味，以水八升，煮取三升，去滓，温服半升，日三服。

冲气即低，而反更咳，胸满者，用桂苓五味甘草汤，去桂加干姜、细辛，以治其咳满。

350.【宋】桂苓五味甘草去桂加干姜细辛半夏汤

> 苓甘姜辛夏味汤，支饮郁冒呕必尝，
> 姜辛甘二苓四两，夏味半升组成方。

茯苓四两　甘草　细辛　干姜各二两　五味子　半夏各半升

上六味，以水八升，煮取三升，去滓，温服半
升，日三服。

咳满即止，而更复渴，冲气复发者，以细辛、
干姜为热药也。服之当遂渴，而渴反止者，为支饮
也。支饮者，法当冒，冒者必呕，呕者复内半夏，
以去其水。

351.【宋】苓甘五味加姜辛半夏杏仁汤

苓甘味姜辛夏杏，支饮呕者其形肿，
甘辛姜三苓用四，夏味杏仁半升平。

茯苓四两　甘草三两　五味子半升　干姜三
两　细辛三两　半夏半升　杏仁半升，去皮尖
上七味，以水一斗，煮取三升，去滓，温服半
升，日三服。

水去呕止，其人形肿者，加杏仁主之。其证应
内麻黄，以其人遂痹，故不内之。若逆而内之者，
必厥。所以然者，以其人血虚，麻黄发其阳故也。

352.【宋】苓甘五味加姜辛半杏大黄汤

苓甘五味加药入，姜辛夏杏大黄补，
甘黄姜辛三苓四，五味夏杏半升足，
胃热上冲熏其面，面热如醉支饮伏。

茯苓四两　甘草三两　五味子半升　干姜三两　细辛三两　半夏半升　杏仁半升　大黄三两

上八味，以水一斗，煮取三升，去滓，温服半升，日三服。

若面热如醉，此为胃热上冲，熏其面，加大黄以利之。

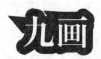

353.【宋】《外台》茯苓饮

茯苓饮方出外台，停痰宿水胸中来，

参苓术三枳实二，二两半橘四姜裁。

茯苓　人参　白术各三两　枳实二两　橘皮二两半　生姜四两

上六味，水六升，煮取一升八合，分温三服，如人行八九里进之。

《外台》茯苓饮　治心胸中有停痰宿水，自吐出水后，心胸间虚气，满不能食，消痰气，令能食。

354.【宋】厚朴三物汤

厚朴三物枳枚五，大黄四两朴八入，
痛而闭者属腹实，大黄后下力最足。

厚朴八两　大黄四两　枳实五枚
上三味，以水一斗二升，先煮二味，取五升，内大黄，煮取三升，温服一升。以利为度。

痛而闭者，厚朴三物汤主之。

355.【宋】侯氏黑散

侯氏黑散治大风，四肢烦重恶寒凭，
术风十分芩用五，四十分菊八桔梗，
辛苓牡参矾归姜，芎桂三分九味同，
为散酒服方寸匙，鱼肉大蒜禁要清。

菊花四十分　白术十分　细辛三分　茯苓三分　牡蛎三分　桔梗八分　防风十分　人参三分　矾石三分　黄芩五分[①]　当归三分　干姜三分　芎䓖三分　桂枝三分

上十四味，杵为散，酒服方寸匕，日一服，初服二十日，温酒调服，禁一切鱼肉大蒜，常宜冷食，六十日止，即药积在腹中不下也。热食即下矣，冷食自能助药力。

侯氏黑散　治大风，四肢烦重，心中恶寒不足者。《外台》治风癫。

---

①黄芩五分：宋本作"黄芩三分"。

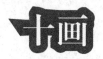

十画

356.【宋】《千金》桂枝去芍药加皂荚汤

桂枝去芍加皂荚，咳吐涎沫肺痿洽，
皂荚一枚去皮子，炙焦再用效堪夸。

桂枝三两　生姜三两　甘草二两　大枣十枚　皂荚一枚，去皮子，炙焦

上五味，以水七升，微微火煮，取三升，分温三服。

《千金》桂枝去芍药加皂荚汤　治肺痿吐涎沫。

357.【宋】《外台》柴胡去半夏加栝蒌汤

柴胡去夏加蒌根，四两蒌根可生津，
劳疟发渴属少阳，去滓再煎药力伸。

柴胡八两　人参　黄芩　甘草各三两　栝蒌根四两　生姜二两　大枣十二枚

上七味，以水一斗二升，煮取六升，去滓，再煎取三升，温服一升，日二服。

《外台》柴胡去半夏加栝蒌汤　治疟病发渴者，亦治劳疟。

十一画以上

358. 【宋】《千金》麻黄醇酒汤

麻黄醇酒黄疸疗，清酒五升麻三熬，
煎去一半温顿服，玄府闭塞汗法敲。

麻黄三两

上一味，以美清酒五升，煮取二升半，顿服尽。冬月用酒，春月用水煮之。

《千金》麻黄醇酒汤　治黄疸。

359. 【宋】《古今录验》续命汤

续命汤治中风痱，芎一杏仁四十枚，

麻桂姜甘参膏归，三两均等力可为。

麻黄　桂枝　当归　人参　石膏　干姜　甘草各三两　芎䓖一两　杏仁四十枚

上九味，一水一斗，煮取四升，温服一升，当小汗。薄覆脊，凭几坐，汗出则愈，不汗更服。无所禁，勿当风。并治但伏不得卧，咳逆上气，面目浮肿。

《古今录验》续命汤　治中风痱，身体不能自收，口不能言，冒昧不知痛处，或拘急不得转侧。姚云：与大续命同，兼治妇人产后去血者，及老人小儿。

360.【宋】《外台》黄芩汤

黄芩汤方外台出，干呕下利证可除，
参芩姜三夏半升，枣枚十二桂一入。

黄芩三两　人参三两　干姜三两　桂枝一两　大枣十二枚　半夏半升

上六味，以水七升，煮取三升，温分三服。

《外台》黄芩汤　治干呕下利。

361.【宋】《肘后》獭肝散

獭肝散方治冷劳，鬼疰相染皆能疗，
獭肝炙末量寸匕，一日三服水冲消。

獭肝一具

炙干末之，水服方寸匕，日三服。

《肘后》獭肝散　治冷劳，又主鬼疰一门相染。

362.【宋】猪苓散

猪苓散方治水饮，猪茯白术各等分，
杵散饮服方寸匕，伏饮思水反呕擒。

猪苓　茯苓　白术各等分

上三味，杵为散，饮服方寸匕，日三服。

呕吐而病在膈上，后思水者，解，急与之。思水者，猪苓散主之。

363.【宋】蒲灰散

蒲灰散方利小便，蒲灰七分滑石三，
为散饮服方寸匙，厥而皮水亦可兼。

蒲灰七分　滑石三分
上二味，杵为散，饮服方寸匕，日三服。

小便不利，蒲灰散主之，滑石白鱼散、茯苓戎
盐汤并主之。

厥而皮水者，蒲灰散主之。

364.【宋】薯蓣丸

薯蓣丸方治虚劳，风气百疾皆能疗，
归桂曲地豆十分，三十薯蓣七参胶，
柴桔苓五白敛二，二十八分是甘草，
芎芍冬术杏防六，干姜三分百枣膏，
炼蜜为丸弹子大，空腹酒服一丸药。

薯蓣三十分　当归　桂枝　曲　干地黄　豆
黄卷各十分　甘草二十八分　人参七分　芎劳　芍

药　白术　麦门冬　杏仁各六分　柴胡　桔梗　茯苓各五分　阿胶七分　干姜三分　白敛二分　防风六分　大枣百枚，为膏

上二十一味，末之，炼蜜和丸，如弹子大，空腹酒服一丸，一百丸为剂。

虚劳诸不足，风气百疾，薯蓣丸主之。

365.【宋】藜芦甘草汤

> **藜芦甘草风痰壅，手指臂肿身瞤动，**
> **藜芦二两甘草一，豁痰息风络也通。**

藜芦二两　甘草一两①

病人常以手指臂肿动，此人身体瞤瞤者，藜芦甘草汤主之。

———————

①藜芦二两　甘草一两：《金匮要略》本方阙载，据黄元御《金匮悬解》中注补。